「うるうる粘膜」で寿命が延びる!

北西 剛
KITANISHI TSUYOSHI

幻冬舎 MC

はじめに

人生100年時代は健康寿命が大切

「いつまでも元気で、長生きがしたい」という思いは、今も昔も変わらず多くの人々に共通する願いと言っていいでしょう。

日本は世界に名だたる長寿国になりました。2018年の日本の平均寿命は、女性が87・32歳、男性が81・25歳となり、ここ150年間で約40歳も延びたことになります。世界で考えても毎月3カ月、1日に換算すると6時間寿命が延び続けている計算です。

2019年には116歳の日本人女性が「存命中の世界最高齢」と認定されました。統計を見ると、1963年には全国で150名ほどであった100歳を超える長寿者は、2018年で約7万人となりました。私の耳鼻科クリニックにも、100歳を超える患者さんが来られることがあります。受診される患者さんは、自分で症状をしっかりと伝えられますし、見た目もとても元気です。

厚生労働省が2018年に発表した「人口動態統計月報年計（概数）の概況」によると、日本人の死因は、1位が悪性新生物（がん）、2位が心臓疾患（高血圧性を除く）、続く3位が「老衰」になりました。これは考え方によっては「病気では死なない」、さらに言うならば、「病気では死ねない」時代なりつつあると言うこともできます。「人生100年時代」という言葉を目にすることが多くなっていますが、現代社会において「長生き」は特殊なことではなくなりつつあるのです。

ただし、長生きができる時代になっているとはいえ、そこには「健康寿命」という考え方が大切です。健康寿命とは「医療や介護に依存することなく自立した生活ができる期間」のことです。日本においても、平均寿命と健康寿命の差は、2018年の統計では男性で8・84年、女性12・35年と約10年にもなります。ただただ長く生きる、ということだけでなく、健康で自立した生活を送りたいものです。

明らかになってきた「慢性炎症」と「長寿」の関係

１００歳を超える方を「一世紀を生き抜いた」という意味で「センテナリアン」（日本語では「百寿者」）と呼びます。健康を考えるうえで、センテナリアンの方々、さらには１１０歳を超えるスーパーセンテナリアンの方々が、何を食べ、どういった生活を送り、現在の健康状態はどうなっているのかを知ることはとても参考になります。

あまり知られていませんが、実は、日本ではすでに１９７０年代から百寿者の研究が始まっていました。また、１９９２年には慶應義塾大学でも本格的な研究が行われています。50年近くも前から始まった百寿者の研究ですが、ゲノムをはじめ、近年の検査・研究技術の進歩によって、より詳細に百寿者の健康状態やその共通点が判明してきています。

では果たして、百寿者の方々の共通点は何だったのでしょうか？

それは、以下の三つに要約されます。

①毛細血管が元気
②人とのつながりがある
③慢性炎症が少ない

これらの共通点はすべて大切なことばかりですが、特に最近は「慢性炎症」がさまざまな疾患と関連性があることや疾患の原因になることが分かってきたため、いかに慢性炎症を抑えるか、少なくするかに注目が集まっています。

炎症とは、身体の一部に熱・痛み・赤みなどが生ずる症状のことで、本来は身体を病気から守ってくれる大切な治癒反応です。急性で一時的な炎症の症状は一時的なもので治りますが、数週間から数年にもわたって長引く炎症のことを「慢性炎症」といいます。

私の専門領域である耳鼻咽喉科で扱う具体的な病名では、副鼻腔炎や上咽頭炎、扁桃炎などがそれに当たります。慢性炎症の怖いところは、徐々に身体を蝕《むしば》んでいく点にあります。急激な症状を伴わない分、本人が自覚しにくく、危機感を持ちにくいといった側面があるのです。

慢性炎症と関わりの深い病気としては、例えば動脈硬化や生活習慣病、がん、認知症といったものが挙げられます。

これらの病気は突然かかるものではありません。生活習慣の乱れ、運動不足、偏った食生活など、日々の暮らしのなかで積み上げられていく身体への負担が、やがて限界を超えることで起きてくる病気です。したがって、このような大病になる前に慢性炎症を抑えるよう意識することが大切なのです。

慢性炎症を抑えるには「粘膜ケア」を意識

慢性炎症のなかでも、私が特に注目しているのが「粘膜」に起きる慢性炎症です。というのも、耳鼻咽喉科医としての日々の診察で粘膜に関わる病気や症状を抱えている患者さんが大変多いと感じるからです。加えて、耳鼻咽喉科医の扱う鼻・口・喉の粘膜は、外部からの「侵入者」の脅威に最もさらされやすい部分であることも挙げられます。

つまり、この部分の粘膜の慢性炎症を抑えることが、全身の健康を守る、ひいては健康長寿につながるともいえるわけです。

私は医大を卒業後、病院勤務を経て2005年に自身のクリニックを開設。以来、15年近くにわたって、さまざまな患者さんを診てきました。

西洋医学だけではなく、より広い観点から統合医療の手法も取り入れることで「どの病院に行っても治らない」「なかなかこの苦しみ分かってもらえない」という長期的な悩みを抱える患者さんにもお応えしてきました。そうした事例や治療法をこれまで数冊の著書として紹介してきたこともあり、今では北海道から沖縄まで、全国の患者さんから問い合わせをいただくまでになりました。

今回、特に「粘膜の慢性炎症」をテーマにしたのは、それが私自身の専門領域だからという意味もありますが、それ以上に、粘膜が健康にとって重要な部分であることをより多くの方に知ってほしいと考えたからです。

先に述べたセンテナリアンの方たちに慢性炎症が少ないという結果を考えても、粘膜の慢性炎症を抑えることは人生100年時代を元気に過ごすカギであると確信しています。

私たちは、各自で生まれ持った遺伝子、食生活、生活環境などが異なります。したがって、単に「センテナリアンの共通点を真似すれば、長生きできる」とは言えませんが、こうした研究から分かったことを自分たちの生活に取り入れることで、健康的な生活に近づくことは間違いありません。

特に、本書で粘膜と慢性炎症の関わりや「粘膜ケア」の大切さを知っていただき、あなたにとっての健康長寿の秘訣を学び取っていただけると、著者としてはうれしい限りです。

「うるうる粘膜」で寿命が延びる！　目次

はじめに　3
人生100年時代は健康寿命が大切　3
明らかになってきた「慢性炎症」と「長寿」の関係　5
慢性炎症を抑えるには「粘膜ケア」を意識　7

［第1章］　患者数は200万人超え！
現代人を襲う慢性炎症の恐怖
炎症は身近で日常的な存在　22
炎症は本来、身体にとって良いこと　24
炎症と免疫は表裏一体　25
老化と炎症の関係　27

炎症には急性と慢性がある　28
慢性炎症が引き起こすさまざまな病気　31
◆がん　32
◆動脈硬化・梗塞性疾患　33
◆肥満　35
◆認知症・アルツハイマー病　38
◆うつ病　39
◆アトピー性皮膚炎・喘息・アレルギー性鼻炎・副鼻腔炎・歯科感染症　40

［第2章］潤い不足で機能が低下
慢性炎症によるつらい症状は「かさかさ粘膜」が原因
外部の攻撃から身体を守る「粘膜」　45
粘膜は免疫の最前線　46
粘液が不足すると粘膜が弱る　47

粘膜の潤いを奪う現代人のライフスタイル　48
◆朝　48
◆通勤時　49
◆仕事中　49
◆夜　50
粘膜をコントロールする自律神経　50
かさかさ粘膜が身体に及ぼす悪影響　53
◆誤嚥性肺炎、ドライマウス、口臭　53
◆肌荒れ、アレルギー性鼻炎、花粉症、副鼻腔炎　54
◆胃炎、胃潰瘍、胃がん　55
◆潰瘍性大腸炎・クローン病　56

［第3章］ 鼻・口・喉の「かさかさ粘膜」を「うるうる粘膜」に！

つらい慢性炎症から抜け出すための治療法

鼻・口・喉は外敵にさらされやすい「内なる外」の入り口 60
【鼻】呼吸にとって欠かせない加湿加温・外敵の侵入を防ぐ大切なフィルター 62
【口】抗菌・浄化、さらには消化も助けてくれる 65
【喉】発声と食事、常にさまざまなものが通る道 66
鼻・口・喉に起きる炎症はさまざま 68
◆鼻の炎症 68
◆口の炎症 69
◆喉の炎症 70
長引く頭痛、鼻水、鼻づまりを引き起こす「副鼻腔炎」 71
◆副鼻腔炎とは 71
◆副鼻腔炎の症状 72

◆急性・慢性がある副鼻腔炎　72
◆副鼻腔炎の一般的な治療　73
◆最近増えている難治性の好酸球性副鼻腔炎とは　74
喉の入り口が炎症を起こす「扁桃炎」　76
◆扁桃炎とは　76
◆死に至る恐れがある急性扁桃炎　77
◆慢性扁桃炎　78
◆扁桃炎の治療　78
鼻や耳、頭など周辺にも痛みが広がりやすい「上咽頭炎」　79
◆上咽頭炎とは　79
◆上咽頭炎の症状・治療　80
◆特にやっかいな慢性上咽頭炎の症状　80
◆慢性炎症と病巣感染　82
◆特に注目されている慢性上咽頭炎　83

◆慢性上咽頭炎特有の治療法「ＥＡＴ」　85
慢性炎症に対する危機感を　87

［第４章］　慢性炎症の再発を防止！
「うるうる粘膜」を維持するための生活習慣

「百寿者」と呼ばれる人たち　90
日本の百寿者は約７万人と年々増加　91
人生１００年時代と健康寿命　92
長生きは遺伝か環境か　94
百寿者は慢性炎症が少ない　95
百寿者に学ぶ、健康長寿のための粘膜ケア　97
［食事で粘膜ケア］
◆できるだけよく嚙んで食べる　97
◆食べ過ぎないようにする、お腹が空いたら食べる　98

◆規則正しく、3食しっかり食べる　100
◆誰かと一緒に食べる　103
［食材・栄養素で粘膜ケア］
◆日本人の身体に適している「和食」　105
◆抗酸化作用のある食材・栄養素　108
◆老廃物を排出する食材・栄養素　109
◆粘膜ケアに最適な免疫ビタミン　112
◆身近な食材に含まれる免疫ビタミン　115
［運動で粘膜ケア］
◆ジムに行かなくても身体は動かせる　116
◆座りっぱなしを避けて、立ち歩く機会を増やす　119
◆少し汗ばむくらいの運動で「血管拡張物質　一酸化窒素（NO）」アップ　121
［生活習慣で粘膜ケア］
◆鼻うがいをする　123

◆鼻からオイルを入れる　126
◆鼻歌・ハミングで副鼻腔炎の予防も!?　127
◆口呼吸ではなく鼻呼吸を意識する　128
◆口呼吸が引き起こすさまざまな病気　131
◆ストレスマネジメントで自律神経を整える　133

[第5章]　殺菌作用向上、抵抗力の向上、消化・吸収の促進
粘膜ケアでいつまでも健康に

粘膜×血管ケアで健康長寿　138
動脈・静脈だけでなく、大切なのは毛細血管　138
代謝と免疫力の向上、大活躍の毛細血管　140
①組織に酸素を届け、二酸化炭素を持って帰る　140
②栄養を届け、いらなくなった老廃物を持って帰る　140
③体温を調節する　141

④ホルモン、情報伝達物質を運ぶ　142
⑤炎症を鎮める、病気を治す免疫細胞を運ぶ　142
⑥臓器を守るバリア機能　143
毛細血管を支配する自律神経　144
分かってきた血管老化のメカニズム　145
◆ふくらはぎの筋肉は第二の心臓　146
◆老化を防ぐ血管マッサージ　147
◆毛細血管が元気になる食材　148
「人のつながり」を大切にすることは粘膜にも良い効果がある　150
ストレスによって活性化するＣＴＲＡ遺伝子群　150
家族や友人との時間を慈しむと寿命が延びる　152
人に親切にすると粘膜もイキイキ　154
幸せホルモン「オキシトシン」が共感力を高める　155
「生きがい」が死亡リスクを大きく下げる　157

何歳からでも成長はできる　158
自分が自分の主治医という考え方　161

おわりに　162
粘膜ケアで１００年時代を楽しく過ごす　162

［第1章］

患者数は200万人超え！
現代人を襲う慢性炎症の恐怖

炎症、特に慢性炎症はさまざまな病気の原因になります。炎症を抑えることは、病気を治すことだけでなく、長寿への第一歩といえるでしょう。そこでまずは基本的な知識として「炎症とは何か」というところから始めていきましょう。

普段よく見聞きする言葉であっても、あまり理解できていないことも少なくありません。本書では、なるべく専門的な用語の使用は避けて分かりやすい説明を心掛けましたので、少しお付き合いください。

炎症は身近で日常的な存在

炎症とは身体が持つ「生体防衛反応」のことを指します。

何らかの理由で身体が傷つくと私たちは傷を治そうとしますが、そのプロセスを医学的に「炎症」と呼んでいます。

例えば転んで膝を擦りむいたとき、傷口周辺が赤くなったり熱を持ったり、あるいは膿《うみ》が出たりというのは、誰もが一度は経験のあることだと思いますが、これらがすべて炎症というわけです。病名でも、中耳炎や結膜炎、胃炎、肺炎など「○○炎」と「炎」の付く

[図表1] 炎症を引き起こす原因

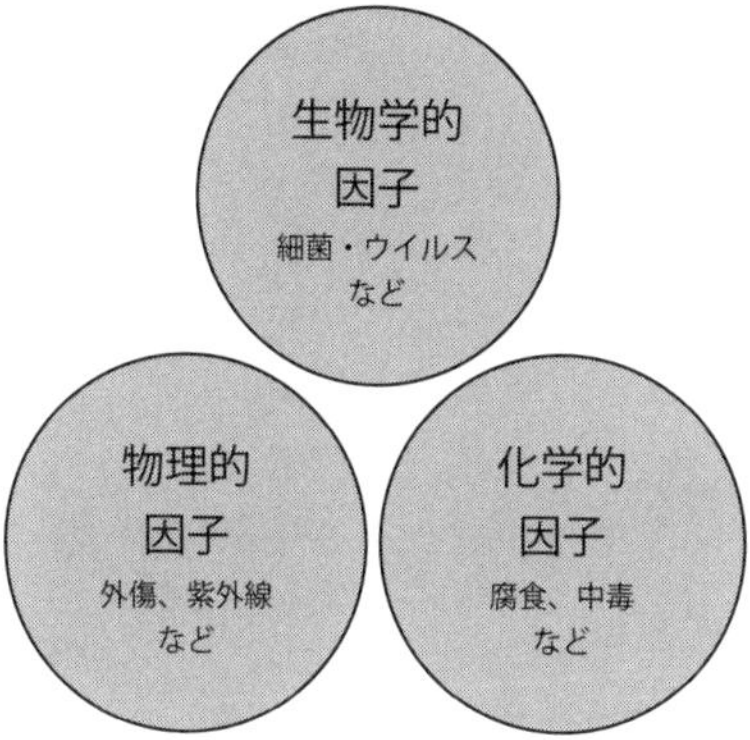

病気はたくさんありますね。これらの病気は症状に応じた治療が必要となりますが、それ以外にも炎症は日常的に私たちの身体で起こっているのです。

炎症を引き起こす原因としては「生物学的因子」「物理的因子」「化学的因子」の三つがあるといわれています。

生物学的因子

細菌やウイルスといった病原体による感染症のことを主に指します。

物理的因子

熱や外傷、紫外線、放射線などを原因とし

たもので、火傷や凍傷、日焼けなどが含まれます。

化学的因子

酸やアルカリによる腐食、重金属・有機溶剤による中毒のように化学物質を原因とするものです。胃炎や胃潰瘍は、胃酸という酸が原因で起きるため、ここに含まれます。

炎症は本来、身体にとって良いこと

炎症には次の４つの特徴があります。

①**発赤**《ほっせき》……赤くなる
②**腫脹**《しゅちょう》……腫れる
③**発熱**……熱が出る
④**疼痛**《とうつう》……痛む

これらは各原因によって受けたダメージから回復する過程で生じるものであり、身体にとっては必要不可欠な反応です。大前提として知っていただきたいのは「炎症は身体にとって良いこと」だということです。

生物学的因子を例にすると、炎症は外部から侵入してきた細菌やウイルスたちと身体が戦っている状態だといえます。戦いが長引けば「戦場」となる身体への負担は大きくなりますし、勝利を収めた場合でも身体の「復興」には時間がかかります。

炎症は身体のために必要なものなのですが、身体にとっては大きな負担になりますし、できるだけ早く治まる、炎症を長引かせないことが大切になります。

炎症と免疫は表裏一体

炎症と表裏一体となっているのが「免疫」です。免疫とは、体内に入ってきた細菌やウイルスを攻撃することで、身体の状態を正常に保つ働きのことです。つまり炎症とは、免疫反応の一つであるともいえます。

免疫のなかでも大きな役割を果たすのは血液のなかにある「白血球」です。

［図表２］ 免疫システムのイメージ

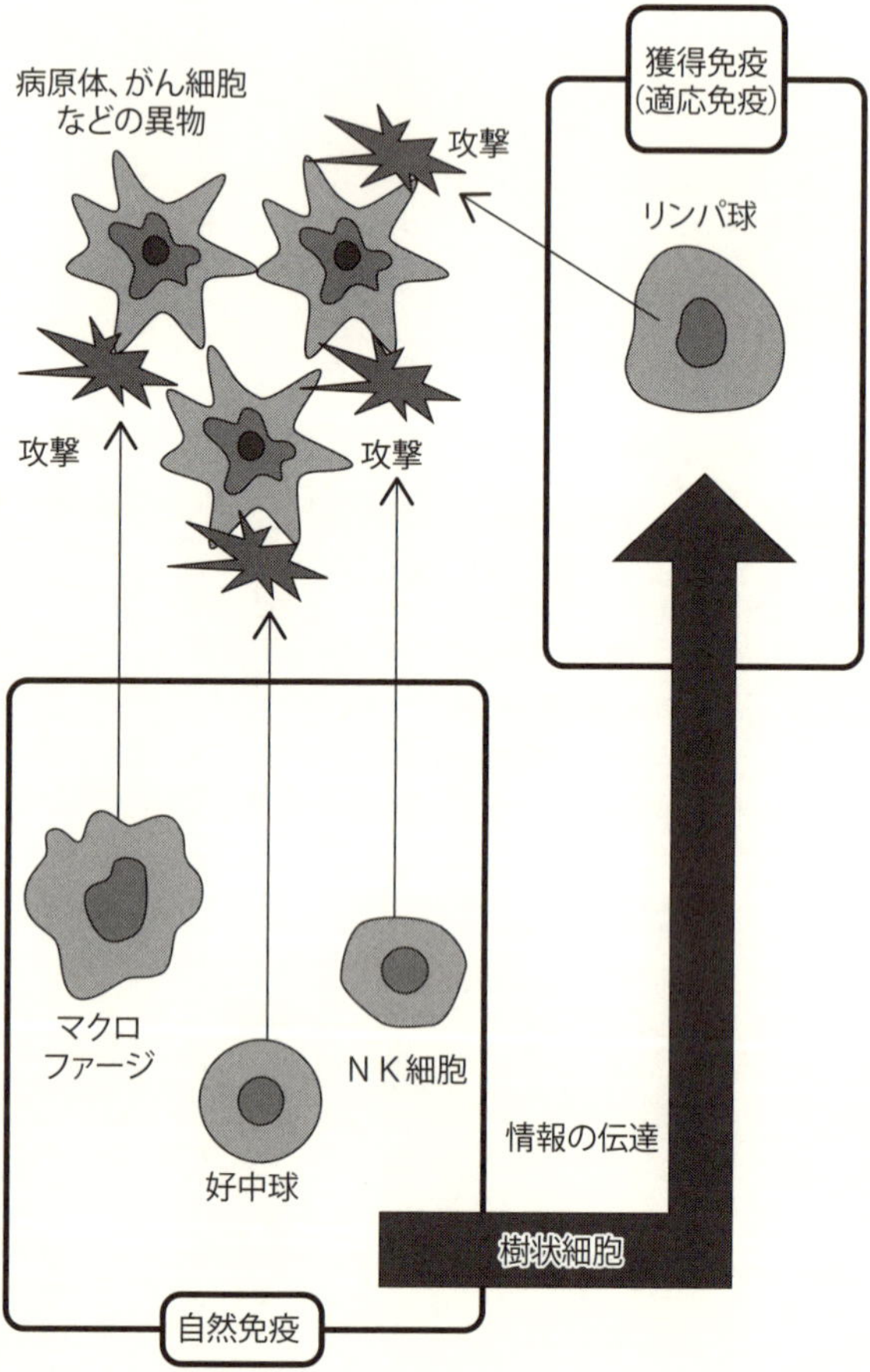

炎症が起きている部分には、血液に乗って運ばれてきた多くの白血球を確認することができます。そのなかでも、外部からの侵入者（細菌など）を排除するために最初に集まってくる細胞が好中球と呼ばれます。好中球は、細菌などを細胞に取り込んで殺菌・分解してくれるとともに、周囲の白血球に応援要請をする物質を出してくれる、重要な反応を担当しています。

さらに、ある種のアレルギー反応に大切な働きをする好塩基球や好酸球、生体内で不要なものを除去してくれる単球、マクロファージ（単球が血液から漏れ出て組織に入ったもの）、各種リンパ球、ＮＫ（ナチュラルキラー）細胞など、身体の免疫システムにはいろいろな状況に合わせて働く細胞たちがあり、何重ものセキュリティによって守られているのです。

老化と炎症の関係

ところが、いろいろな理由から、炎症を鎮めるシステムがスムーズに進まないことがあります。その一つが「加齢」です。

「小さい頃のすり傷はすぐに治ったのに年を取ってからは治りにくくなった」
「昔に比べて風邪が治りにくくなった」

このように感じるのは、加齢によって自然治癒力（免疫力）が衰えてきた一例といえます。本来、働きが悪くなった細胞や死んでしまった細胞は免疫を担当する細胞が処理してくれるはずですが、加齢によって細胞の処理能力が低下すると、炎症の長期化・重症化につながっていくのです。

これまで細胞の老化による主な影響としては、細胞の周期を止めることで発がんを防ぐ「がん抑制」という考えがありましたが、それ以外に、老化した細胞が炎症性サイトカインなどさまざまな物質を分泌することによって慢性炎症を引き起こし、老化細胞自体が病気をつくってしまう悪循環が報告されています。

炎症には急性と慢性がある

簡単に言うと、急性炎症は「症状が強く出るが短期間で治癒に向かうもの」、慢性炎症は逆に「症状は軽いが長引くもの」です。また、先に説明した免疫細胞の働きによっても

［図表３］急性炎症と慢性炎症の違い

急性炎症		慢性炎症
外から侵入した菌やウイルスなどによって起こる。免疫機能が一時的に強くなっている状態。	原因	排出されずに蓄積した病原菌や、原因物質によって起こる。または自己免疫疾患など。
急な症状で、喉やリンパ節などが腫れる、痛みを伴う、赤みや熱が出るなど。	症状	持続的な弱い炎症。自覚症状はほとんどないが、持続することで、やがてその臓器は機能しなくなる。
数日〜数週間	期間	数カ月〜数年
炎症を終息させ、もとの身体に戻そうとする。 何らかの事情で病原体や有害物質が体内に残ってしまうと慢性炎症になる場合がある。	修復	炎症が長期化することで、細胞や遺伝子などがダメージを受け、さまざまな病気を引き起こす。 慢性炎症が起こった臓器はもとに戻らない。

分類できます。急性炎症では主に好中球が働くのに対して、慢性炎症ではリンパ球やマクロファージが働くと考えられています。

ただし、症状が続く期間や炎症部位の免疫細胞だけで、急性か慢性かが決められるわけではなく、判断が難しいこともしばしばです。

以下では、私の専門領域である耳鼻咽喉科でよく見られる「副鼻腔炎《ふくびくうえん》」を例にしながら、急性炎症と慢性炎症の実際の症状を見ていきます。

副鼻腔炎とはかつて「蓄膿症」と呼ばれていた病気で、鼻の内部にある「副鼻腔」と呼ばれるところに炎症が起こり、鼻水や膿がたまっていくというものです。

急性の副鼻腔炎は風邪をひいたときなどによ

［図表４］副鼻腔の構造

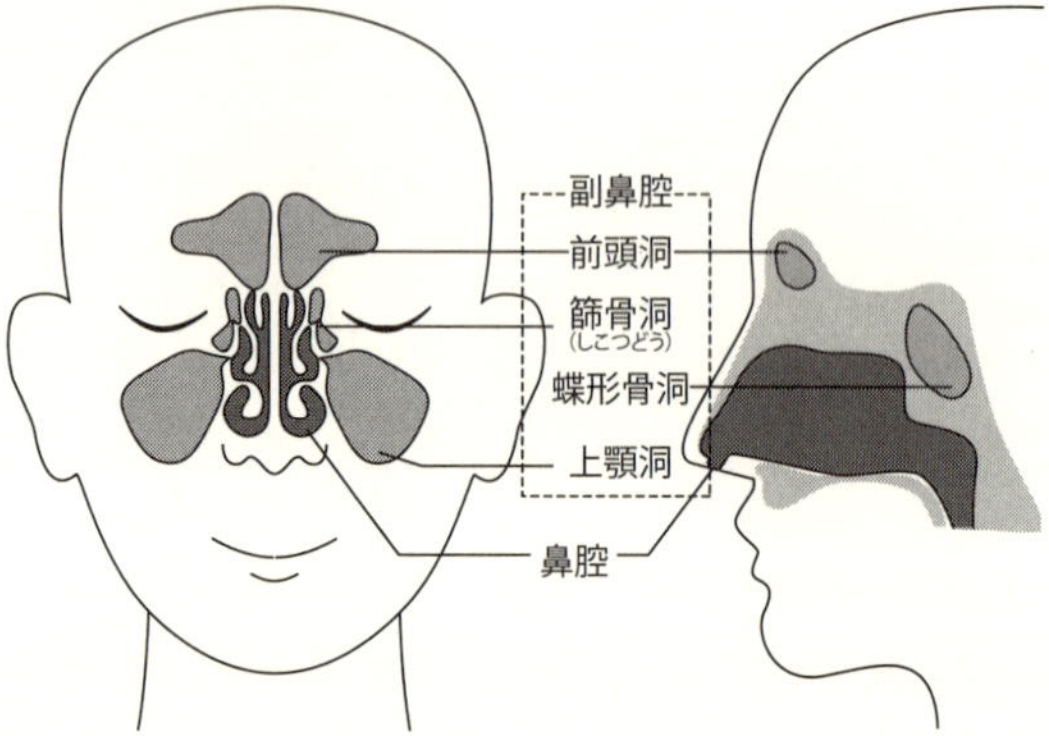

く起こります。風邪をひくと鼻水が出たり鼻づまりになったりしますが、これらの症状は「鼻腔」と呼ばれる部分が炎症を起こすことで生じます。軽度であれば、鼻をかむことで鼻水や膿を出すことができますが、この鼻腔からさらに副鼻腔まで炎症が広がると、鼻水や膿がたまるようになり、頭が重くなったり、痛くなったりといった症状が現れます。

この場合、症状に応じたのみ薬を服用し、膿を鼻腔や副鼻腔から出すことで改善することができますが、そのまま放置したり治療が不十分だったり、何度も炎症を繰り返したりすると慢性化する可能性が高くなります。

すぐに治まるはずの炎症が長引くと、鼻水

や鼻づまり、頭痛、後鼻漏《こうびろう》（鼻水が喉に流れ出てしまうこと）といった症状にずっと悩まされることになり、症状が進むと嗅覚障害や味覚障害などを発症する場合もあります。

できればそうなる前に受診をして治療を受けてほしいのですが、注意しなければいけないのは、病気が長期化すると自覚しにくくなるということです。

例えば、「たまたま人間ドックで脳のMRIを撮ってみたら副鼻腔炎を指摘された」と私のクリニックに診察に来る方がいますが、その場合、本人にはまったく症状の自覚がないことが多いのです。そう考えると、すでに多くの方が「慢性炎症」を抱えているかもしれません。

これらはほかの部位の炎症にも共通しています。胃炎、気管支炎、腸炎など、それぞれの臓器に起こる炎症にも急性と慢性がありますが、いずれも症状を感じないことが多い一方で確実に身体を痛めつけるため「サイレントキラー」とも呼ばれます。

慢性炎症が引き起こすさまざまな病気

慢性炎症では、急性炎症と違って自覚しにくいことがあるため、症状が悪化したり他の炎症を引き起こしたりしがちです。

百寿者の研究により慢性炎症の重要性が再確認されたことに加え、近年では研究技術の進歩もあり、この慢性炎症の研究が大変盛んになっています。

ここでは慢性炎症が引き起こす病気について、簡単にまとめておきましょう。

◆がん

すべてのがんではありませんが、発生に関して慢性炎症が影響しているがんも多く見られます。私の専門領域の耳鼻咽喉科でも、長期化する口内炎、歯肉炎、副鼻腔炎により舌がん、口腔がん、副鼻腔がんが誘発されるとされています。また、逆流性食道炎による食道がん、慢性の胆のう炎による胆のうがん、炎症性の腸疾患による大腸がんなどは、消化器系臓器の慢性炎症ががんを誘発する典型といえます。

慢性炎症が起きると、その部分の細胞が傷つきます。傷ついた細胞は免疫によって修復・再生されていきますが、その際に遺伝子が変異（＝がん化）するリスクも高まってしまうのです。また、炎症自体が細胞を修復しにくくしていたり、慢性炎症ががん細胞の周囲の環境を悪化させて増殖しやすくしたりすることもあります。

さらに近年の研究では、転移を促進する機構も解明されてきています。

ただし、臓器や部位によっては、慢性炎症が起こっていても細胞ががん化しない場合もあります。

◆動脈硬化・梗塞性疾患

通常、動脈は心臓から送り出された急激な血液の流れをしなやかに受け止めているわけですが、老化などによりしなやかさや弾力を失う（動脈硬化）と、内腔が狭くなり、流れが弱まったり詰まったりして、酸素や栄養素がスムーズに運ばれなくなります。

そうして血液が滞ることで発症するのが心筋梗塞や脳梗塞です。いずれも場合も、そのもとになるのがＬＤＬコレステロールで、悪玉コレステロールとして知られています。近年では、心筋梗塞や脳梗塞はＬＤＬコレステロール値が持続的に高くなることで起こる慢性炎症という考えも出ています。

ＣＲＰ（Ｃ反応性タンパク質）という言葉を耳にしたことがある方も多いでしょう。炎

［図表 5］ 慢性炎症が引き起こすさまざまな病気

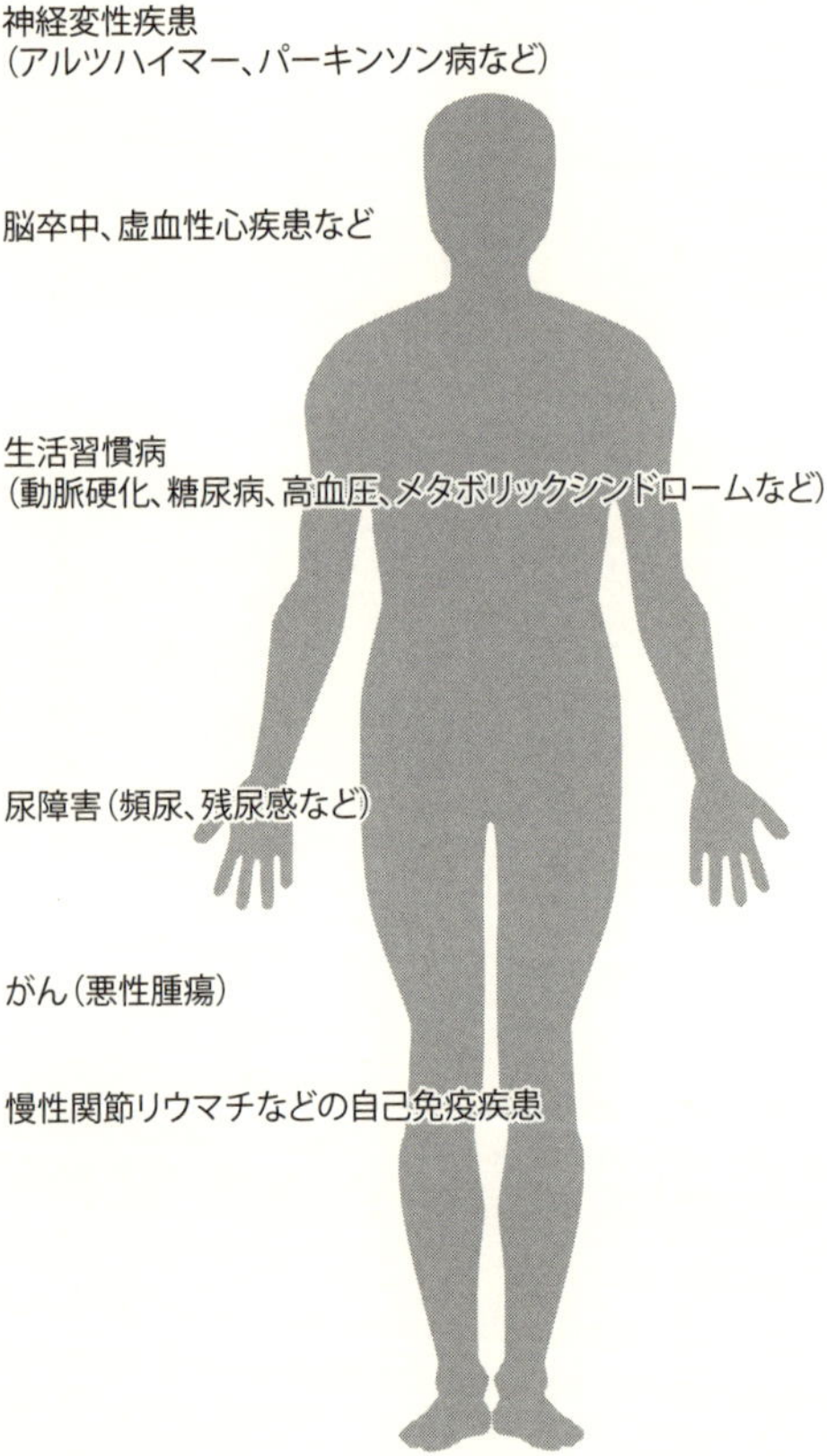

症が起こっているときに血液中に放出されるタンパク質です。最近では、検査技術の向上により、高感度ＣＲＰが測定できるようになっています。

高感度ＣＲＰとＬＤＬコレステロール値が低下すると、心筋梗塞になる率が下がるという研究報告もあり、高感度ＣＲＰが血管の詰まる心疾患や動脈硬化治療効果の目安になると考えられています。

◆肥満

肥満は病名ではなく「身体に過剰に脂肪が蓄積した状態」のことを指します。どこからが過剰となるのかについては体脂肪率（体重における脂肪分の割合）を目安とするのが一般的で、男性なら20％、女性なら25％を超えると「肥満」と判定されます。

また、「ＢＭＩ（Body Mass Index：体格指数）」でチェックする方法もあります。ＢＭＩは以下の計算式で求めることができます。

ＢＭＩ＝体重（kg）÷｛身長（ｍ）×身長（ｍ）｝

この計算によって出た数値が18・5以上25・0未満であれば「標準」、25・0以上30・0未満であれば肥満度1となり、以下、肥満度4まで区分が設けられています。

肥満や肥満に伴う糖尿病（主に2型）にも、やはり慢性炎症が関係しています。

最近の研究では、過食・高カロリーの食事が脂肪組織に影響を与えて炎症が起き、インスリンが効きにくくなる、すなわち糖尿病を引き起こしやすくなるということが分かってきました。これには、脂肪組織内のマクロファージの種類の変化が関わっていることも明らかになってきています。慢性炎症だけが肥満・糖尿病の原因ではありませんが、ここにもまた慢性炎症が関わっているのです。

さらに、脂肪細胞から分泌される生理活性物質を総称して「アディポサイトカイン」と呼び、その研究も進んでいます。

特に「悪玉アディポサイトカイン」と呼ばれるものは、炎症を引き起こし、血栓を作りやすくする、インスリンを効きにくくする、血圧を上げるといった作用があります。極端な表現をすれば、特別な症状や検査異常がなくても肥満自体が身体全体の炎症の原因ともいえます。

［図表6］ メタボリックシンドロームのメカニズム

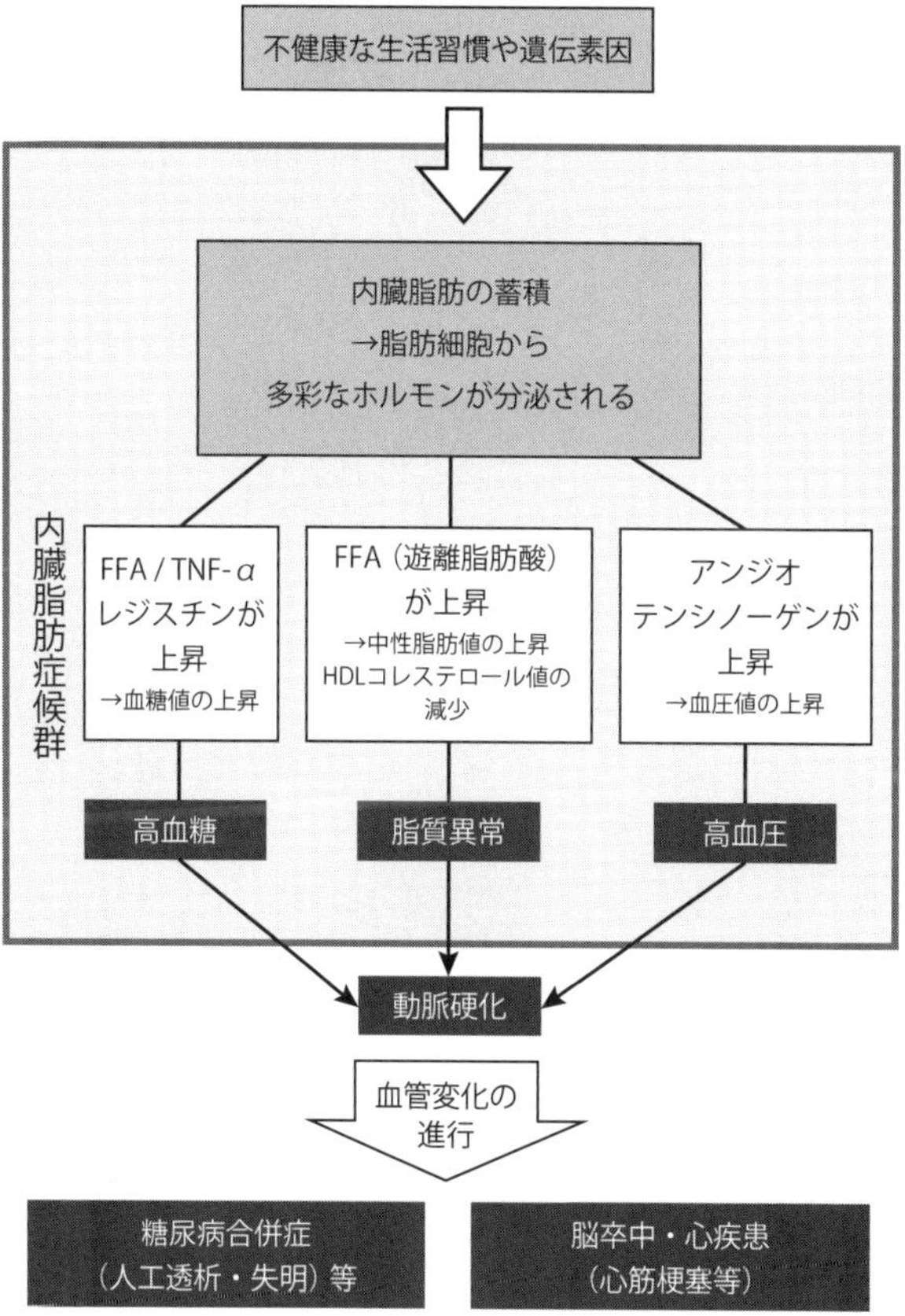

肥満の原因には遺伝要因もありますが、食事、運動など生活環境が7割といわれます。改めて、慢性炎症と動脈硬化や梗塞性疾患、肥満・糖尿病、高血圧の関係、怖さを知り、日々の生活改善の大切さを実感してもらいたいと思います。

◆認知症・アルツハイマー病

認知症は脳細胞が死滅したり活動が低下したりすることで認知機能に支障を来す病気です。認知症の半数以上が「アルツハイマー型認知症」と呼ばれるもので、原因は特定されていませんが、「アミロイドβ」と呼ばれるタンパク質が脳内にたまることで脳細胞が傷つくからではないかという説が有力です。

脳内には、このアミロイドβを呼び寄せてしまう免疫細胞（ミクログリア）が存在します。ミクログリアは白血球と同じ働きを持ち、脳内に異物が侵入すると排除したり、不要物を取り除いたりする役割を担っています。

本来は脳を守る存在なのですが、糖質とタンパク質が結合してできるAGE（糖化最終生成物）などの刺激を受けると暴走してしまい、アミロイドβを呼び集めてしまうのです。

ここでも慢性炎症が出てきます。血中の炎症性サイトカインが増えているアルツハイマー型認知症の方の認知機能の低下度は、炎症のない方に比べて高いといわれており、この結果から、炎症を鎮める薬がアルツハイマー型認知症の治療に役立つのではないかという検証が進められています。

◆うつ病

最近の研究で、うつ病に関しても炎症との関連が示唆されています。

年齢や性別、他の疾患の影響などを除いた解析にて、社会的ストレスが高くうつ病と診断を受けているグループは、比較対象となるグループと比べて有意に高感度CRPの数値が高いことが分かりました。

また動物実験でも、ストレスを受けたマウスにおいて、炎症性サイトカインが放出されることで脳内神経細胞が影響を来し、うつ病様の行動を取ることも分かってきました。

他の疾患同様、慢性炎症だけの原因でうつ病が発症するとは考えにくいものの、今後、うつ病の診断や治療のなかに、慢性炎症という視点が加わることは間違いないでしょう。

ます。

◆アトピー性皮膚炎・喘息・アレルギー性鼻炎・副鼻腔炎・歯科感染症

慢性炎症が引き起こす病気というよりも、慢性炎症そのものが疾患になっているといえます。

2014年の厚生労働省の統計では、喘息《ぜんそく》が117万人、アレルギー性鼻炎が66万人、アトピー性皮膚炎が45万人と、日本国民の多くが罹患しています。

耳鼻科の慢性炎症といえば「副鼻腔炎」が挙げられますが、なかでも国の難病指定を受けている「好酸球性副鼻腔炎」をご存じでしょうか。

第3章で詳しく説明しますが、両側に多くの鼻タケ（鼻ポリープ）ができて、粘り気の強い鼻水により鼻づまりや嗅覚が低下する病気です。

成人になってから発症し、通常の抗生物質が無効な例も多く、手術をしても再発しやすい、やっかいな副鼻腔炎です。こうした慢性炎症は、その部位だけの症状にとどまらず、全身的な影響を来す恐れがあるため適切な対処が必要になります。比較的身近な皮膚、鼻や喉、歯、気管などは、まさに慢性炎症の温床です。

もちろん、慢性炎症が引き起こす病気は、ここに挙げた疾患だけではありません。肝臓・腎臓や腸管をはじめ、肺・呼吸器、関節などさまざまな臓器に発症します。ここでは、慢性炎症の起こす病気の多さ、幅広さを感じていただけたと思います。

［第2章］

潤い不足で機能が低下

慢性炎症によるつらい症状は「かさかさ粘膜」が原因

前章でお話ししたように、炎症は生体反応の一種で、身体のどこの部位、臓器でも起きる可能性があります。そのなかでも、慢性炎症との関わりでは「粘膜」はとても重要です。私の専門領域の耳鼻咽喉科では、首から上の鼻・口・喉の症状や病気を診察、治療します。この鼻・口・喉の粘膜は、細菌やウイルス、大気中の汚染物質、食事に含まれるさまざまな異物などの外敵に、日々さらされている部位であり、慢性炎症を起こしやすい部位でもあります。そんな「重要拠点」である粘膜を守ることは、とても大切なのです。

さらに、粘膜が果たす役割の大きさに対して、一般的な関心はまだまだ低いと言わざるを得ず、これを機会に「粘膜ケア」の大切さを広く知ってほしいと思っています。

人間の身体で、臓器といわれるとどこを思い浮かべるでしょうか。

肝臓、心臓、脳、腎臓……いろいろあると思いますが、実は、身体を覆う皮膚や粘膜こそが、最大かつ最重要な臓器といえます。「粘膜ケア」を意識することが、慢性炎症を減らし、健康長寿に近づく秘訣なのです。

外部の攻撃から身体を守る「粘膜」

粘膜の慢性炎症について理解するには、まず粘膜に関する基本的な知識が必要です。その役割の大切さを知ることで、粘膜ケアの重要性も認識できると思います。

粘膜とは、「身体の内側にありながら、常に外側に触れている部分を覆う薄い膜」のことを指します。

人間の身体は、口から食道、胃、腸、肛門に至るまで一本の管が通っていると考えることができます。これらは一見身体の内側にありますが、食べ物や呼吸で吸い込む空気、さらにはそれに含まれる異物に直接触れる部分でもあり、身体の外部ともいえます。それは、常に外敵からの攻撃にさらされやすいということを意味します。

ここで炎症の原因の一つとなる生物学的因子として挙げた、ウイルスや細菌が原因で起きる感染症は「外部からの攻撃」です。呼吸や飲食で体内に侵入してくるわけですから、この脅威から身を守る必要があります。

身体の大事な部分を外部の攻撃から守ること。これこそが、粘膜の第一の役割です。

［図表７］粘膜の構造

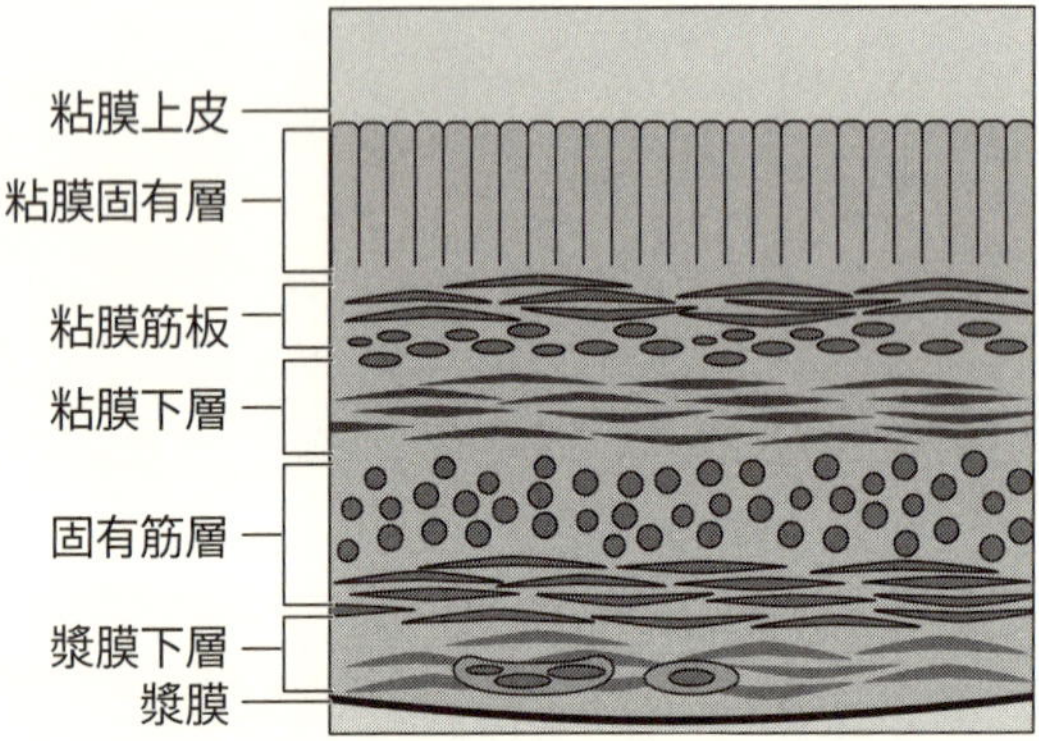

粘膜は免疫の最前線

粘膜は、粘膜固有層という結合組織と、その上にある粘膜上皮《じょうひ》という細胞層から成り立っており、粘膜上皮の表面を覆っているのが粘液です。

身近な粘膜の一つに口の中の粘膜がありますが、口の中がヌルヌル、ネバネバしているのは粘膜から粘液が分泌されているためです。粘液には粘膜と同じく外敵の脅威から身体を守る働きがあり、そのための機能がたくさん備わっています。

例えば、粘液に含まれる粘膜保護物質に「ムチン」があります。「ムチン」には、ウイルスや細菌などの外敵が粘膜に付着して、体内に侵入するのを防ぎ、絡め取って体外に排出するという働きがあります。

また、粘液には免疫に関連する「分泌型ＩｇＡ」という抗体が含まれています。外敵が粘膜に付着するのを阻止したり、ウイルス・細菌が出す毒素を中和したりしています。

そのほかにも、侵入してきた細菌を分解する「リゾチーム」や細菌の増殖を抑える「ラクトフェリン」、殺菌作用を持つ「抗菌ペプチド」など、さまざまな方法で外部からの侵入者を迎え撃っているのです。そういった意味で、粘膜は免疫の最前線といっても過言ではありません。

粘液が不足すると粘膜が弱る

粘液が正常に分泌されていると、粘膜は粘液によってしっとりと潤っていますが、乱れた生活習慣や食生活、ストレス、ある種の薬剤、さらには加齢によっても、粘液の分泌が低下します。

粘膜は身体を守る最前線ですから、粘液不足、乾燥などによって防御能力が弱まると外敵が侵入して感染症が起きやすくなります。つまり、慢性炎症につながっていくわけです。ですから、粘膜に慢性炎症を起こさないためには、常に粘液が正常に分泌するように意識しなければならないのです。

粘膜の潤いを奪う現代人のライフスタイル

現代人のライフスタイルは粘膜から潤いを奪うようなものになっているといえます。
朝起きてから寝るまでを考えてみましょう。

◆朝

忙しい現代人のなかには、朝ごはんは、パンと缶コーヒー、少しのヨーグルトという人も多いのではないでしょうか。健康面では食事内容の偏りももちろん問題ですが、この食事ではほとんど「噛む」ことがありません。唾液は口腔内に潤いを与えるだけでなく、殺菌作用もありますから、唾液の少ない生活は粘液の潤いを奪うことにつながります。

それを予防するには、しっかり噛むことを意識した食事をすることです。唾液の分泌が増えますし、舌や下あごを使うことで口呼吸から鼻呼吸になっていきます。

◆通勤時

通勤電車や職場など、エアコンが効いた環境で過ごすことがほとんどです。一見、快適に思えますが、エアコンによる空間の乾燥は想像以上に粘膜を傷める原因になります。

マスクや加湿器を使っている方も多いと思いますが、何気ない室内の環境改善にも気を配る必要があります。後に紹介しますが、私のクリニックでは鼻や喉にオイルを使用した粘膜の乾燥対策をお勧めしています。

◆仕事中

仕事ではストレスが多く、たばこもやめられない――。

これもまさしく粘膜を乾燥させる原因です。なかでも重要となるのが自律神経と粘膜の関係なのですが、これについては次項で詳しくお話しします。

◆夜

夜は、お酒を飲んで日中のストレスを発散。実はここにも粘膜を傷める原因があります。朝食と同様、食事の偏りも重要ですが、飲酒して寝ると、利尿作用により夜間に目覚めやすくなったり、舌や下あごの筋肉の力が抜けて舌根が落ち込むことで、いつもはかかないいびきをかいたり、睡眠時に呼吸が停止する「睡眠時無呼吸症候群」を引き起こすこともあります。これらもまた、口腔や気管の粘膜を傷めて慢性炎症の原因になります。

加齢によって唾液の分泌が減り、鼻や口腔内の粘膜の乾燥が進むことはもちろんですが、年齢を問わず、こうした現代のライフスタイルもまた、要注意といえます。

粘膜をコントロールする自律神経

自律神経とは本人の意思とは別に「身体の状態を維持するために働く神経」です。具体的には、心臓を動かして血液を全身に送る、胃腸を動かして食べ物を消化吸収する、肺を広げたり縮めたりして呼吸をする、といった、私たちが生きていくうえで欠かせない生命活動を支えているのが自律神経ということになります。

あるいは、体温が上昇したときに熱を下げるために汗を出したり、瞳孔の拡大や縮小を行ったり、血糖値の上げ下げ、血管の収縮拡張など。これらは、呼吸を除いて自分自身で意識してコントロールすることはできません。

自律神経は大きく「交感神経」と「副交感神経」の二つに分けられますが、両者の特徴を簡単に表現すると、交感神経が「動」で副交感神経が「静」をつかさどると考えると分かりやすいと思います。

目覚めているときや興奮しているときなど「動的な状態」で優位になるのが交感神経で「昼の神経」とも呼ばれます。一方の副交感神経は眠っているときやゆったりしているときに優位になります。こちらは「夜の神経」ともいわれます。

交感神経と副交感神経は互いにバランスを図りながら身体の状態を保っていて、例えば眠るときは交感神経の働きが低下して、副交感神経の働きが優位になります。呼吸を緩やかにし、血管を広げて血圧を下げ、筋肉の緊張をほぐすので、スムーズに入眠できるわけです。逆に、起きるときは交感神経が働いて、活動モードをオンにします。

このように、基本的には状況に応じてどちらかが優位になるという仕組みですが、近年では「ポリヴェーガル理論」といって、哺乳類の進化の過程をふまえて副交感神経を構成する主な神経である迷走神経を、背側迷走神経、腹側迷走神経に分けて考える理論も広がりつつあります。しかし、これについては本書では触れないでおきましょう。

さて、本書のテーマである粘液の分泌も自律神経にコントロールされていて、交感神経が優位になっているときは、その分泌量が抑えられます。

例えば、大勢の前で発表をする、入学試験を受けるなど、緊張する場面で口の中がカラカラになるといった経験をしたことがある方も多いでしょう。これは交感神経が優位になり、唾液の分泌が抑えられることで起こります。

逆に、副交感神経が優位になると粘液の分泌が促されます。リラックスした状態であれば、粘膜の潤いが維持されるというわけです。

仕事や家族の人間関係のストレスはもちろん、毎日パソコンのメールチェックに追われたり、子どもから大人までスマートフォンでSNSやゲームに釘付けになったりという生活は交感神経を常に働かせてしまいます。また、夜になっても明るい都市生活や電磁波を発する機器に囲まれた生活も同様です。
私たちには、より意識的に副交感神経を優位にする生活が求められているのです。

かさかさ粘膜が身体に及ぼす悪影響

粘膜が十分に潤っている状態を「うるうる粘膜」とすると、その逆の状態は「かさかさ粘膜」となります。粘膜から潤いがなくなると、感染症にかかりやすくなるだけではなく、他の病気のリスクが高まります。

◆誤嚥性肺炎、ドライマウス、口臭

高齢者がかかりやすい病気の一つに「誤嚥性肺炎《ごえんせいはいえん》」があります。食べ物を正しく飲み込む（食道から胃へと送る）ことを「嚥下《えんげ》」と言いますが、「誤嚥」とは、間違って飲み込んでしまうことを指しています。

つまり誤嚥性肺炎とは、本来食道から胃へと送り込まれるべき食べ物が間違って気管に送られ、肺に炎症が起きる病気です。

誤嚥が起きる原因はさまざまです。例えば、飲み込みの反射（嚥下反射）が障害されている、飲み込む力が弱い、食べ物などが食道を通過できない、喉に腫瘍（咽頭がんや食道がんなど）がある、といったものがありますが、その要因の一つには、唾液分泌量の低下、口腔内の粘膜の乾燥も挙げられます。特に加齢による影響は大きいと考えられます。

唾液の量が減って口の中が乾くことを「ドライマウス」といいますが、誤嚥性肺炎に至らないまでも、口中の違和感・不快感・喉の渇きなどを伴う症状として若い世代の人たちの間でも広がりつつあります。この場合、要因は加齢だけではなく糖尿病やストレス、口呼吸などさまざまなものが挙げられます。

唾液には抗菌作用があり、口内の微生物の増殖を防ぐ働きがあります。そのため、唾液が減ると微生物が増え、虫歯や歯周病、口臭の原因となります。

◆肌荒れ、アレルギー性鼻炎、花粉症、副鼻腔炎

粘膜と皮膚は外敵から身体を守るという役割も構造もよく似ています。潤いが失われると機能が低下する点や、ライフスタイルの影響を受けやすいことでも共通しています。

粘膜の潤い不足は皮膚の乾燥にもつながります。粘膜がかさかさなのに皮膚はつやつや……とはあまり考えにくいでしょう。

肌の乾燥はアトピー性皮膚炎と大きく関連しますが、アレルギー性鼻炎、副鼻腔炎も、それぞれ鼻粘膜や副鼻腔粘膜において粘液が減り、乾燥することで発症・悪化します。

体外からの侵入者、花粉や細菌やウイルス、ハウスダストなどが入ってくることに対する防御機構である粘膜の状態が悪いと、その排出機能が追いつかない、また過剰に排出しようとするため、アレルギー反応がひどくなります。また、副鼻腔粘膜の状態が悪いと、感染を起こしている細菌やウイルスを運び出してくれる繊毛《せんもう》の働きも低下して、副鼻腔炎を起こしやすくなり、慢性化しやすくなります。

◆胃炎、胃潰瘍、胃がん

消化器粘膜の病気の代表は、胃炎・胃潰瘍・胃がんでしょう。

通常の生活をしている場合、胃には、毎日食事やそこに含まれるさまざまな物質という外敵が入ってきます。さらに、胃粘膜は、自身の「胃酸」から胃壁を守るという役割も必要になります。

ピロリ菌が胃の粘膜に感染すると炎症が起こりますが、感染が長引くと慢性胃炎の状態となります。このピロリ感染胃炎が胃潰瘍や十二指腸潰瘍、萎縮性《いしゅくせい》胃炎《いえん》を引き起こし、さらには胃がんに進展してしまいます。ピロリ菌感染は直接胃粘膜の状態とは関係しない場合も多いのですが、やはり胃についても、粘液がしっかり分泌され、胃粘膜を健康に保つ必要があります。

◆潰瘍性大腸炎・クローン病

腸の病気にも多くの種類がありますが、近年患者数が増加しているのが「潰瘍性大腸炎」と「クローン病」です。

両者は「炎症性腸疾患」と呼ばれる病気で、腸に起きる慢性炎症と考えることができます。

潰瘍性大腸炎はその名の通り、大腸に起きる炎症です。症状としては血便や粘液便、下痢、腹痛などが挙げられます。長期間にわたって潰瘍性大腸炎を患っている人は大腸がんのリスクが高まるともいわれています。

国が認める指定難病の一つで、発症の原因はまだ特定されていません。ただ、食べ物などの環境因子や腸内細菌、免疫の異常といった要因が関わっているのではないかとされており、これらが大腸の粘膜に何らかの刺激を与えていると考えられます。

一方のクローン病は口から肛門に至るまでのどの部分にでも起こりうる炎症です。特に多いのは小腸・大腸・肛門ですが、これはまさに「内なる外」の粘膜全体に関係してくる病気といっていいでしょう。

症状は同様に、血便や腹痛、下痢などが長期間続きます。また、原因がはっきりしていないことや指定難病であること、大腸がんのリスクが高くなることも共通点です。

いずれも治療は完治ではなく、コントロールを目的に行われます。炎症が弱まる「寛解期《かんかいき》」と炎症が強くなる「活動期」が繰り返されるため、寛解期をなるべく持続させることが目的となるわけです。いい腸環境維持には、粘膜ケアが欠かせないことは言うまでもありません。

粘膜は身体の内側を覆っている「大きな臓器」です。慢性炎症のところでも述べたように、粘膜機能低下に関わる病気についても、ここに挙げた以外にも大変多くの病気があります。

本章では、うるうる粘膜の大切さ、かさかさ粘膜の怖さを強調してきましたが、次章以降では、私の専門領域である耳鼻咽喉科にまつわる慢性炎症を引き起こす病気を知り、さらには慢性炎症を抑える方法を学んでいきましょう。

［第3章］

鼻・口・喉の「かさかさ粘膜」を「うるうる粘膜」に！

つらい慢性炎症から抜け出すための治療法

ここまで慢性炎症の全般的なことについて触れ、なかでも粘膜の慢性炎症に注意していただきたい、というお話をしてきました。

粘膜が存在する場所、慢性炎症を起こす場所は全身にわたっていますが、本章では、その粘膜の慢性炎症をさらに「首から上」に絞って、耳鼻咽喉科の領域である鼻・口・喉の炎症に関するお話をしていくことにします。

もっとも日常的に炎症を起こし長引きやすい部位である鼻・口・喉について知ることは、慢性炎症を抑えることにとても役立ちます。

鼻・口・喉は外敵にさらされやすい「内なる外」の入り口

食べ物が口から入り、喉（食道）を通って胃で消化され、そのあと小腸・大腸では栄養分や水分を吸収され、肛門から便となって排出されます。

また、空気は鼻から喉（気道）を通って肺に入り、そこで酸素と二酸化炭素との交換が行われます。ちなみに肺の内側も粘膜で覆われています。

食べ物にせよ空気にせよ、人が生きていくうえで欠かすことのできないものですが、そ

［図表８］ 粘膜は内なる外

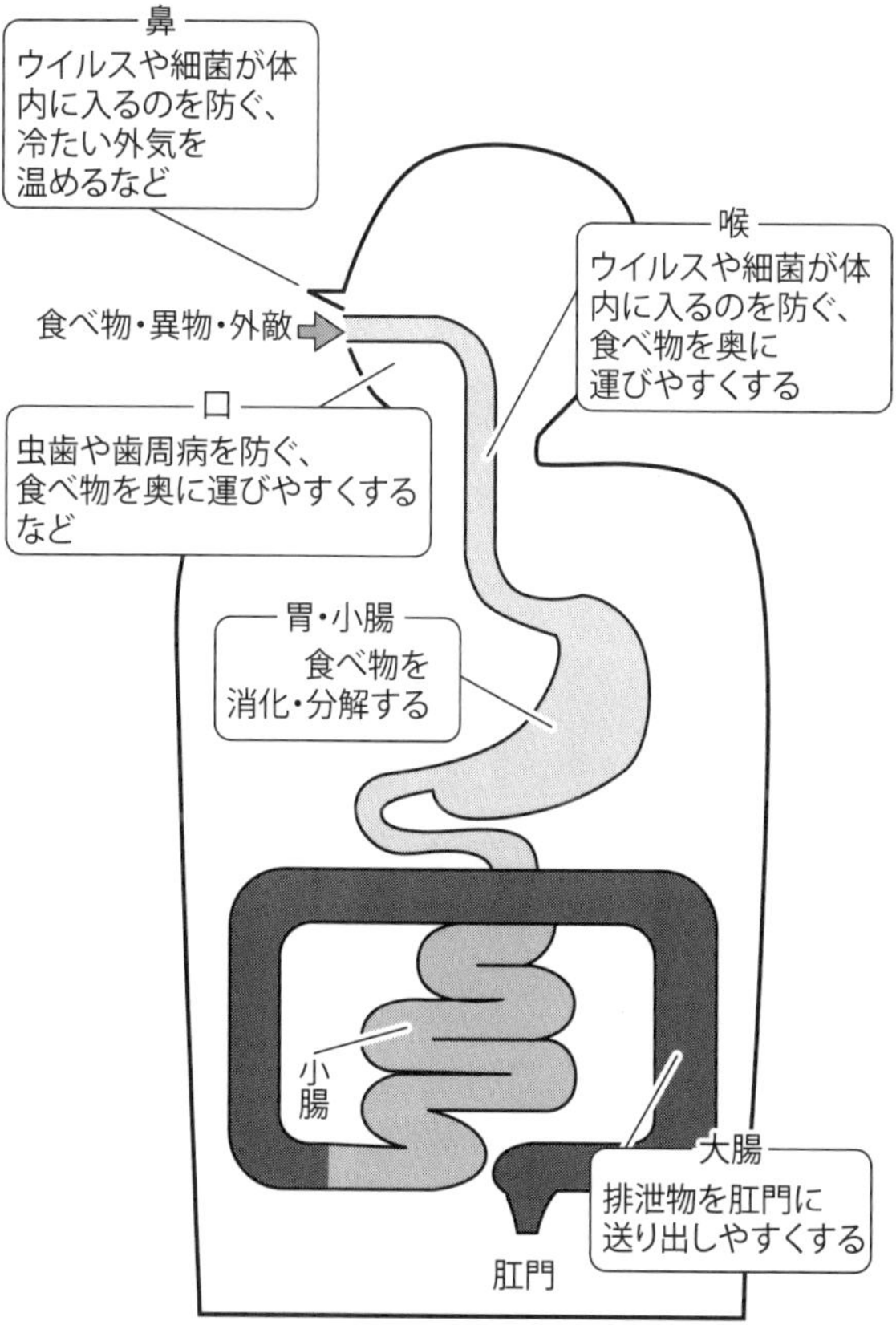

口から肛門に至るまでが一つの管になっていて、
その管は常に外敵（ウイルス、細菌、大気、食べ物など）に
さらされていると考えることができる。

れらは鼻・口・喉を入り口として体内に入ってきます。これはすなわち、常に外部からの攻撃を受けている、あるいは受けやすいということです。当然、それだけ炎症が発症する可能性も高くなります。

粘膜は免疫の最前線といいましたが、特に鼻・口・喉は最も重要な場所と言ってもいいでしょう。したがって、この部分のケアをしっかり行うことが全体的な慢性炎症の予防にもつながっていくといえます。

【鼻】呼吸にとって欠かせない加湿加温・外敵の侵入を防ぐ大切なフィルター

まずは鼻・口・喉のそれぞれの働きについて見ていきます。

鼻にはまず、「呼吸」という大きな役割があります。呼吸器官としての鼻の重要性は意外と見過ごされやすく、実際に主に口呼吸となっている方が増えています。

鼻の粘膜には「繊毛《せんもう》」と呼ばれる細い毛がびっしりと生えていて、常に粘液で湿っています。鼻呼吸をすることで初めて、吸気の温度や湿度の調節ができ、微生物、大気中の汚染物質の侵入を防ぐことができます。それにより、気管や肺に負担がかからなくなります。冷たい空気や乾いた空気は肺にとって負担の強い刺激物。鼻はその負担を減らしてくれています。

一方、口呼吸では口の中も乾きやすくなるので、口腔内の粘膜が炎症を起こしやすくなります。「風邪をひきやすい」「いつも喉が痛い」「虫歯が多い」「咳が長引きやすい」といった症状は、口呼吸のサインですので注意が必要です。さらに、鼻や喉の病気に限らず、全身の病気の引き金ともなります。

動物のなかでも、二足直立歩行となり言葉を獲得した人間だけが、口呼吸をすることになったと考えられています。そのため、口で呼吸をすることになった人間だけがかかる病気も少なくありません。

鼻水の分泌も鼻の大切な役割です。通常でも、鼻水は成人で一日に約1~1・5ℓ以上分泌されているといわれています。呼吸で蒸発したり粘膜を潤したりと、いかに鼻水が必要かが分かります。

さらに、細菌やウイルス、花粉やハウスダストなどが一定限度を超えて鼻の中に入ってくると、鼻の粘膜は「緊急事態」とばかりに通常より多くの鼻水を分泌します。これは鼻水によって外敵を洗い流し、絡め取って体外に排出しようとする働きによるものです。

さらに、鼻の持つ大きな役割として「においを嗅ぐこと」すなわち嗅覚があります。嗅覚は視覚・聴覚・味覚・触覚と合わせて「五感」と呼ばれる感覚の一つであり、五感によって人間は外部の情報を認識します。本来、嗅覚は周囲の危険を察知したり、食べるもの口にするものの安全性を判断したりするための器官です。

しかし現代社会では加工食品を食べることが多く、消費期限・賞味期限が表示されているため、嗅覚で食べ物の良し悪《あ》しを判断する必要がなくなっています。焦げ臭さや薬物の刺激臭など、危険を感じ取るシーンも少しは残っているものの、本来の嗅覚を使う場面が大幅になくなっているのです。

一方で、「鼻づまりになると食事の味がしない、食欲がわかない」というように、「おいしい食事」を楽しむための嗅覚、味覚のほうが、現代人に必要とされる役割になっていますね。

【口】抗菌・浄化、さらには消化も助けてくれる

口の中で分泌される粘液（唾液）には、たくさんの役割が与えられています。一つは、すでに触れたように抗菌作用で、外敵となる微生物から身を守ります。口中に入った細菌やウイルスは、まず唾液により殺菌され胃に送られたあと、胃酸によって多くの場合、無害化されます。もし唾液の分泌が少なければ口腔内に細菌が繁殖し、虫歯や歯周病、咽頭喉頭炎、扁桃炎などを引き起こしやすくなるわけです。

唾液にはこの抗菌作用のほかにも胃腸の働きを助ける消化促進作用や口の中をきれいに保つ浄化作用、歯の修復をする再石灰化作用などがあります。健康に大きく関わる粘液だということが分かると思います。

その他の働きとしては、「食べること」「話すこと」「表情をつくること」「呼吸をすること」が挙げられます。

食べるという行為には摂食《せっしょく》・嚥下がセットになっています。摂食は口の中に入れた食べ物を噛み砕いて飲み込みやすい状態にし、舌の運動によって喉に送り込むまでを指しま

す。嚥下はすでに触れたように食道から胃に送り込むことをいいます。また、おいしいものをおいしいと味わう、楽しい表情で話す、これは幸せを感じ、人とコミュニケーションを交わすうえで欠かせないものでもあります。

百寿者の共通点「人とのつながり」には、こうした機能も大切ですね。

【喉】 発声と食事、常にさまざまなものが通る道

喉の役割ですが、肺からの呼気で声帯を振動させて「発声」を行います。また、気管と食道の分岐点にある喉頭には、食べ物が肺に入り込まないように、喉頭蓋《こうとうがい》というふたがあります。そのおかげで、誤嚥することなく食べ物を飲み込むことができます。

ほかにも、人はグッと力を込めるときに息を止めますが、喉はその際に肺から空気が逃げ出さないように気道を閉じているのです。

この喉は「咽頭《いんとう》」と「喉頭《こうとう》」とに分けることができます。

咽頭は上咽頭・中咽頭・下咽頭に分かれていますが、最もなじみのあるのが中咽頭です。

［図表9］鼻・口・喉周辺の部位の名称

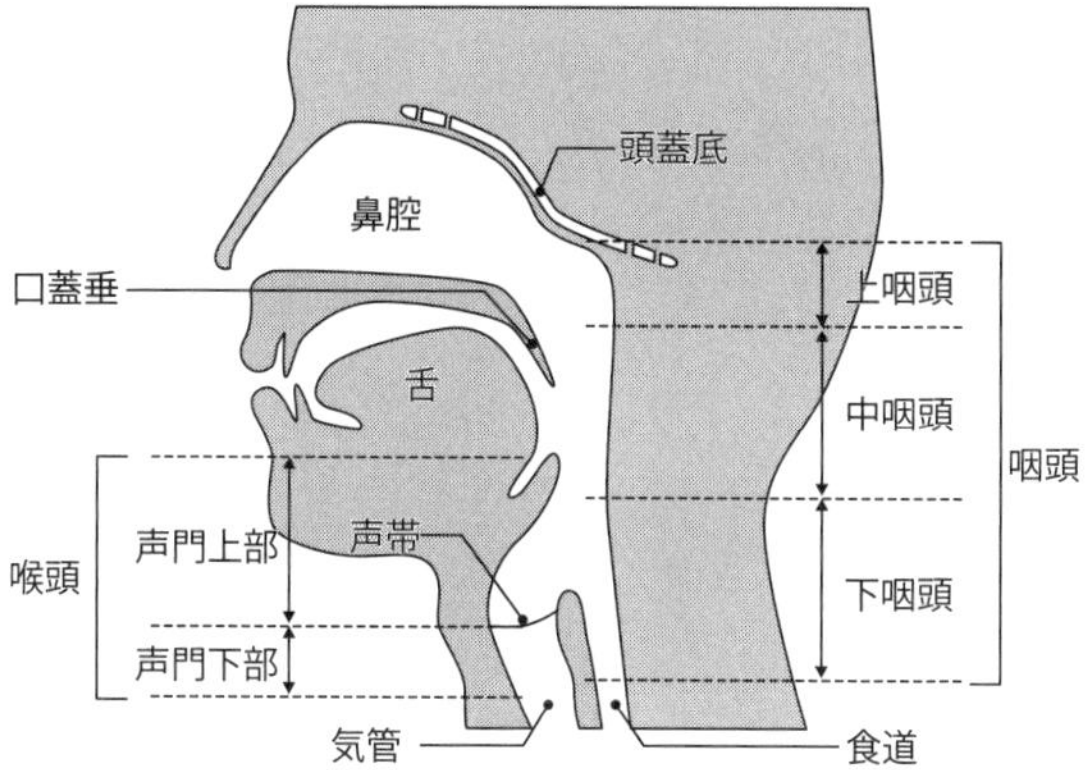

ここは口蓋垂《こうがいすい》、いわゆる「のどちんこ」がある部分です。

鏡に向かって「あーん」と口を開けたときに見える部分が中咽頭で、中咽頭より上の鼻の奥が上咽頭、中咽頭より下の喉の奥が下咽頭です。下咽頭は喉頭に最も近い場所にあります。

食べ物や飲み物が通るのは、基本的には中咽頭と下咽頭で、食べ物が鼻に逆流する場合を除いて上咽頭を通るのは吸気だけです。左右の鼻の穴からの吸気はこの上咽頭で合流したあと、気道へと向かいます。

喉頭というのは、分かりやすく男性で言えば「のどぼとけ」に当たる場所にある器官です。先ほどの発声や空気・食べ物の振り分けをするのがこの喉頭の役割となります。

鼻・口・喉に起きる炎症はさまざま

「内なる外」の入り口だけあって、鼻・口・喉にはさまざまな炎症が起きます。身近なものとしてどのような炎症があるのかを見ていくことにしましょう。

◆鼻の炎症

鼻の粘膜に起きる炎症を「鼻炎」といいます。この鼻炎には感染性のものとアレルギー性のもの、それ以外のものがあり、くしゃみ・鼻水・鼻づまりなどの症状を引き起こします。

感染性の鼻炎は「病原菌」と呼ばれるウイルスや細菌などの微生物によって引き起こされます。また、感冒などの感染をきっかけに「副鼻腔炎」などが発症します。

アレルギー性鼻炎は花粉やハウスダスト、ダニなどがアレルギー原因物質となって引き起こされる炎症で、日本人の４人に１人が悩んでいるとされる「花粉症」がその代表です。

その他の鼻炎に区分されるものとしては「血管運動性鼻炎」というものがあります。例えば、鼻水を出す、止めるという鼻粘膜の自律神経が乱れて、鼻水分泌のコントロールが悪くなったことで起きてしまいます。

◆口の炎症

口腔粘膜に起きる炎症が「口内炎」です。原因としては免疫力の低下や物理的な刺激、感染などが挙げられます。

免疫力の低下はストレスや栄養不足、睡眠不足、疲労の蓄積などによって起きるもの。「アフタ性口内炎（潰瘍性口内炎）」と呼ばれ、小さくて白い潰瘍が口の中にできます。また、物理的な刺激によって生じる炎症としては「カタル性口内炎」があります。頬の内側を噛んでしまったり、歯の矯正具で傷ついてしまったり、あるいは薬の刺激などで引き起こされ、症状としては赤く腫れる、水疱ができるといったことが挙げられます。

感染性のものとしてはヘルペスウイルスによる「ヘルペス性口内炎（口唇ヘルペス）」が知られています。口の中に小さな水疱がたくさんでき、それらが破れて爛《ただ》れ、それに伴って発熱や痛みが生じるケースも少なくありません。また、歯と歯肉の間にたまった細菌によって起きる歯周病は慢性炎症の一つです。

◆喉の炎症

喉に起きる炎症は「喉頭炎」「扁桃炎」「上咽頭炎」。細菌やウイルスによる感染を原因とするもの、刺激性の強いガスや喫煙、喉の使い過ぎで起きるもの、その他の病気が原因となるものが数えられます。

「内なる外」の入り口が、いかに多くの炎症のリスクにさらされているかを知っていただけたと思います。

さてここからは首から上の粘膜で、耳鼻咽喉科領域の疾患であり、慢性炎症に発展しやすい三つの炎症（副鼻腔炎・扁桃炎・上咽頭炎）を取り上げていきます。これらの炎症は慢性化しやすく、その部位の症状を来すだけでなく、慢性炎症により全身的な病気、さらには健康長寿を脅かすことになります。

ただし、自身の心掛けで炎症の予防ができる、また自身のケアがやりやすい部位でもあります。

長引く頭痛、鼻水、鼻づまりを引き起こす「副鼻腔炎」

◆副鼻腔炎とは

副鼻腔炎の人は、日本に１００万人から２００万人いるといわれています。鼻腔の周りにある副鼻腔という空洞に炎症を起こし、鼻水や膿がたまってしまう病気です。昭和30～40年代には、〝青ばな〟（実際には青くはありませんが）を垂らした子どもたちがたくさんいましたが、色の付いた鼻水が出てきます。

膿がたまるという意味で「蓄膿症《ちくのう》」とも呼ばれていましたが、近年では「副鼻腔炎」と呼ばれます。

その理由は、ＣＴの発達普及により軽症で見つかるようになり、早期治療によってさほど膿がたまっていないけれど炎症を起こしているケースが増えてきたためです。

◆副鼻腔炎の症状

主な症状としては膿性の鼻漏です。副鼻腔に起きた炎症によって細菌感染が多く粘り気の強い、黄色・緑色（と表現される）鼻漏が鼻を通って出てきます。

また、鼻水が喉へと流れ込むことも多く、後鼻漏と呼ばれます。後鼻漏は、排出しにくいため、鼻や喉の違和感として、苦痛に感じる方が多いのが特徴です。

後述しますが、鼻タケができると鼻づまり、頭痛・眼痛・頬部《きょうぶ》痛・歯痛など各部の痛み、嗅覚・味覚障害などが表れます。

◆急性・慢性がある副鼻腔炎

副鼻腔炎にも急性と慢性とがあります。医学的には、症状が3カ月以上続く場合、慢性副鼻腔炎と診断します。急性副鼻腔炎は、まず風邪、感冒が原因、きっかけとなることが多いですが、歯科領域感染が原因となる場合もあります。

慢性副鼻腔炎では、副鼻腔の粘膜が病的に腫れることで、「鼻タケ（鼻ポリープ）」ができる場合があります。鼻タケでは、鼻づまり、嗅覚低下が著明になります。

診察に来た方のなかには、鼻症状が続いていたのでずっと市販薬を飲んでいたものの、治らないので来院したらひどい副鼻腔炎であったケース、また、内科に通院して診察を受けていたが花粉症の薬を処方され続け、鼻の症状が一向に改善しないため当院で診察してみると慢性副鼻腔炎で鼻タケがあったというケースもありました。

自己判断せずに症状の程度を見極めて、長期間治らない場合は耳鼻咽喉科の医師がいる病院、クリニックを受診しましょう。

◆副鼻腔炎の一般的な治療

副鼻腔炎の治療ですが、急性副鼻腔炎の場合は「炎症を抑える」「鼻水と膿を出す」という治療方針になります。炎症の程度に合わせて、細菌感染を治療するために抗生物質・消炎剤を使用する、粘性・膿性の鼻水に対しては粘り気を取る粘液調整剤や、膿を出す作用のある漢方薬などを活用します。

慢性副鼻腔炎の場合も急性のときとほぼ同じですが、使用する抗生物質は殺菌目的だけではなく、消炎作用や免疫細胞への作用を期待したものとなります。

膿を出すために去痰《きょたん》剤や漢方薬を使うのも同じですが、並行して通院による排膿処置や、セルフケアとしての鼻腔洗浄（鼻うがい）なども行います。

副鼻腔炎の程度、症状の苦痛の度合いにより手術を選択する場合もあります。副鼻腔炎の手術は、現在内視鏡を用いた手術がほとんどで、以前に比べると身体への負担も減り、入院期間も短くなりました。手術範囲によっては、外来で日帰り手術も可能です。

◆最近増えている難治性の好酸球性副鼻腔炎とは

副鼻腔炎自体は、生活での衛生環境の改善、症状が出てもすぐに耳鼻科診察が受けやすくなった医療環境の改善、また抗生物質を含めた治療薬の開発普及、さらには内視鏡手術法の進歩により、いわゆる重症の患者さんは減少傾向にあります。

従来からの細菌感染による副鼻腔炎が減る一方で、近年増加しているのが「好酸球性副鼻腔炎」です。特に30代以降の人に多く見られ、2000年辺りからこの病気に苦しむ患者さんが目立ってきました。国の難病に指定されているくらいに、治療に難渋する病気です。

好酸球性副鼻腔炎の特徴は、両側の鼻に多発性の鼻タケができることで鼻が詰まりやすくなることや、気管支喘息を合併して呼吸困難になりやすいことのほか、頭痛、頭重感が強くなる場合もあります。ステロイド剤が効果的な例もありますが、全身への影響などを考えると長期間の使用は難しいといえます。手術を行う場合もありますが、再発しやすいといった問題があります。

病名にある「好酸球」は、ヒトの身体を守る白血球の一つで、本来は寄生虫を攻撃することが役割といわれていました。また、アレルギーにおいても重要な役割を担っていて、アレルギー反応を起こす細胞でもあります。

これまでの副鼻腔炎は、患部に「好中球（細菌感染が起こっているときに、主に集まる細胞）」が認められていましたが、好酸球性副鼻腔炎では、病名の通り、患部に好酸球が多く集まっています。ただし、好酸球が患部を治すために集まっているのか、または好酸球が集まっているから炎症を起こしているのか、すなわち好酸球が善玉なのか悪玉なのか、いろいろと議論されています。

喉の入り口が炎症を起こす「扁桃炎」

◆扁桃炎とは

小さい頃から、喉が痛くなり熱が出やすい場合、「あなたは喉、扁桃腺が弱いね」と言われていた方もいると思います。

扁桃腺とは、正しくは腺組織ではなく免疫器官となります。そのため、今までは「扁桃腺」と呼ばれていましたが、今では「腺」を取って「扁桃」と呼ばれるようになっています。ちなみに腺組織というのは甲状腺や汗腺、唾液腺のように、ホルモンなど液状のものを分泌する働きを持つ組織のことです。

扁桃の役割は鼻や口から入ってきたウイルスや細菌の侵攻を防ぐことにあります。皆さんがご存じの扁桃は正式には、口蓋扁桃といって、口蓋垂（のどちんこ）の左右にある、少し丸い形をした組織です。そのほか、同じ扁桃組織は鼻や口にいくつか存在していて、舌の付け根には舌（根）扁桃、鼻の奥には咽頭扁桃（アデノイド）と呼ばれます。ちょうどこれらのある部位が円（輪っか）状に並んでいることから、これらを総称して「ワルダイエル扁桃輪」といいます。

扁桃炎はこの扁桃が起こす炎症のことです。

◆死に至る恐れがある急性扁桃炎

扁桃炎にも、他の部位の炎症同様に、急性と慢性があります。

多くは感冒、風邪など契機に発症し、具体的な症状としては、喉の痛み、悪寒や高熱、痛みで食べ物を飲み込めないなどがあります。炎症が強くなると、扁桃が赤く腫れて白い膿が付着していきます。

急性扁桃が進むと周りにも炎症が広がってしまいます。この炎症を「扁桃周囲炎」といいますが、さらに症状が進むと今度は「扁桃周囲膿瘍《のうよう》」を引き起こしてしまいます。

この扁桃周囲膿瘍は扁桃の周りに膿がたまる病気です。高熱や喉の強い痛みに加えて、口が開けられなくなったり、嚥下が困難になったり、さらに声が出なくなることもあります。怖いのは、膿が首や胸にまで広がってしまう「深頚部膿瘍」という病気にまで進行してしまうことです。感染がひどい場合、死に至る場合もあり、決して軽く考えてはいけません。虫歯や糖尿病を合併していると重症化しやすいため、要注意です。

◆慢性扁桃炎

急性扁桃炎が長期化し、慢性となる慢性扁桃炎や、何度も（おおよそ1年に3、4回）扁桃炎を繰り返す習慣性扁桃炎などがあります。

慢性扁桃炎の場合、急性のときのような高熱や悪寒、喉の強い痛みなどはなくても、喉の違和感・異物感、喉の渇き、喉のイガイガ・ヒリヒリ感……といった症状に悩まされます。また、全身のだるさ、微熱が続くなどの症状を来す場合もあります。

◆扁桃炎の治療

扁桃炎の治療は、急性の場合、細菌が原因である場合が多く、主に抗生物質の処方が中心となります。炎症の程度や症状のひどさ（喉が痛くて食事も取れないなど）により、点滴治療や、入院による全身管理が必要な場合もあります。

慢性扁桃炎の場合も抗生物質などの治療が主になりますが、頻回に炎症を繰り返す場合や後に説明する病巣感染の原因が扁桃にある場合は、手術による扁桃摘出を行うこともあります。

鼻や耳、頭など周辺にも痛みが広がりやすい「上咽頭炎」

◆上咽頭炎とは

鼻の奥、突き当たりにある上咽頭は空気の通り道ですから、常に細菌やウイルス、空気中に含まれる各異物の脅威にさらされていることになります。ホコリやカビ、花粉などもこの上咽頭を通ります。

外敵が多いということは、それだけ炎症を起こしやすいともいえます。そのため上咽頭には外敵を攻撃するリンパ球（白血球の一種）がたくさん集まっており、上咽頭そのものが免疫器官としての役割も果たしています。上咽頭がウイルスや細菌によって炎症を起こす病気を「上咽頭炎」といいます。

◆上咽頭炎の症状・治療

急性の場合は鼻の奥に痛みを感じたり、そこから波及して耳が痛くなったりといった症状が起こります。そのほかには、頭痛、後鼻漏などの症状が見られます。

感冒・風邪に伴って起こる急性上咽頭炎が多く、通常の風邪治療で改善することがほとんどです。急性上咽頭炎の治療方法としては、細菌感染には必要に応じた抗生物質、消炎剤の使用になります。多くの場合、通常の風邪と同様、2週間以内で症状が改善します。

◆特にやっかいな慢性上咽頭炎の症状

急性上咽頭炎が長引くと、慢性となりますが、こうした症状がはっきりはせずに「何となく鼻の奥、鼻と喉の境目が不快……」といった訴えの方も少なくないのがこの慢性上咽頭炎のやっかいなところです。

特に慢性上咽頭炎は、自分自身でも症状がないかはっきりしないばかりか、病院、特に専門であるはずの耳鼻咽喉科を受診して診察を受けても、慢性上咽頭炎と診断が付けられないことも多いのです。症状が分かりにくい、さまざまな病気の原因になる、後に説明する病巣感染の最たる原因である、ことなどから、最近になり注目を浴びている病気の一つが、この慢性上咽頭炎です。

上咽頭の炎症自体の症状（鼻や喉の違和感、後鼻漏、咳や痰など）に加えて、自律神経の乱れによる症状（めまい、耳鳴り、睡眠の障害、身体のだるさや易疲労感、胃腸症状など）、さらには免疫系異常による二次的な症状（次項の病巣感染症状、IgA腎症、ネフローゼ症候群、胸肋鎖骨過形成症、掌蹠膿疱《しょうせきのうほう》症、アトピー性皮膚炎など）を来す場合もあります。

なぜ慢性上咽頭炎が自律神経の乱れを引き起こし症状が出るのか、詳しい機序は不明です。特に自律神経の乱れによる症状は、状態を正確に診断する検査が少なく、「不定愁訴」や「軽度のうつ病」と診断されることが多いのです。

例えば「どうもこのところ身体が全体的にだるくて仕方がない」というような場合、通常病院での診察では、疲れ、ストレス、場合によってはうつ状態などと診断されることもしばしばあります。すべてが慢性上咽頭炎と関連した症状とはいえませんが、少しこの病気を思い浮かべてもらえるだけでも、診断・治療の一助になるでしょう。

いずれにしろ、多岐にわたる症状が、上咽頭の果たす役割の大切さや慢性炎症の影響の幅広さを表しているともいえます。

◆慢性炎症と病巣感染

「病巣感染」とは、あまり聞きなれない言葉かもしれませんが、実は「ある一つの部位の炎症が、遠く離れた部位での病気の原因となる」という病巣感染の概念はヒポクラテスの時代から存在していました。その後、20世紀前半頃になり、炎症と離れた臓器に病気を引き起こす「万病のもと」として考えられていたのが扁桃炎でした。

１９００年代前半、「病巣感染」という概念が提唱された際には、その原因は扁桃が60%、歯科感染が25%と報告しています。その後、さまざまな評価を経て、現在は掌蹠膿疱症、ＩｇＡ腎症、胸肋鎖骨過形成症の三つの病気については、慢性扁桃炎の関連する病巣感染として、扁桃を摘出する手術が行われています。

患者さんの全身的な状態により治療法は異なりますが、例えば、内科でＩｇＡ腎症の治療をされている方が、治療の一つとして耳鼻咽喉科を紹介されて、扁桃摘出手術を受けるケースがあります。「腎臓の病気なのに、どうして耳鼻科に行くんですか？」と驚かれることも多いのですが、実はこういった理由からなのです。

まだまだ、病巣感染の機序がすべて解明されてはいませんが、慢性炎症により免疫を担当する細胞の働きが上がることに加え、免疫担当細胞が作り出した炎症物質となる各種サイトカインが、血液によって炎症部位から遠く離れた臓器まで運ばれることで、症状が起きると考えられています。

なかでも、上咽頭、鼻副鼻腔、扁桃、口腔内は、呼気や食べ物の通り道であり、外敵にさらされやすい部分であるため、感染が起きていないときから多くのリンパ球が集まっていて、日常から炎症を引き起こしやすいといえます。

◆特に注目されている慢性上咽頭炎

さらに、病巣感染の原因になる部位は扁桃だけにとどまらず、本書で取り上げている副鼻腔炎、歯科感染、さらにこの（慢性）上咽頭炎などが、重要な原因箇所と考えられています。

ただし、これまで慢性上咽頭炎については、あまり注目されてきませんでした。その理由としては以下のようなものがあります。

- 医師の間でも上咽頭炎特有の症状がなく風邪症状とだけ考えられてきた
- 自律神経を介する症状は上咽頭炎とは無関係だと診断されてきた
- 診察の際に上咽頭が見にくい（耳鼻科での診察でも正確にはファイバースコープを用いて観察しないと分からない）
- 慢性上咽頭炎が病巣感染の原因である確証が得られていなかった
- 診断が付いても有効な治療法が示されていなかった

実際に、私たち耳鼻科医であっても、慢性上咽頭炎に対しては、積極的な診断や各症状の原因と考えて治療してきませんでした。

しかしこれからは、長寿と慢性炎症の関連性が解明されつつあり、その重要性が叫ばれており、ますます上咽頭炎を含めた、首から上、頭頸部の炎症が注目されていくでしょう。

◆慢性上咽頭炎特有の治療法「EAT」

1960年代に、上咽頭炎の治療として、塩化亜鉛による上咽頭処置が提唱されました。当時としては、さほど上咽頭炎自体が問題視、重要視されていなかったため、広く普及する治療にはなりませんでした。

最近になり、上咽頭炎の治療として「EAT（Epipharyngeal Abrasive Therapy：上咽頭擦過治療）」が行われるようになりました。これまでは「Bスポット治療」と呼ばれていましたが、日本病巣疾患研究会が統一した呼称として、EATを提唱しました。

これは、0・5～1％の塩化亜鉛溶液を染みこませた綿棒で、鼻と喉から直接上咽頭をこすりつける方法です。この方法は治療でもありますが、処置の際の出血や痛みの程度が上咽頭の炎症の程度も表していると考えられていて、処置時の痛みや出血が激しいほど炎症も重症ということになります。

ただし、上咽頭炎という病気が知られるようになったことや、最近の耳鼻科内視鏡の進歩普及により、直接上咽頭を観察することでも炎症の程度を判断できるようになっていま

[図表10] EAT(上咽頭擦過治療)

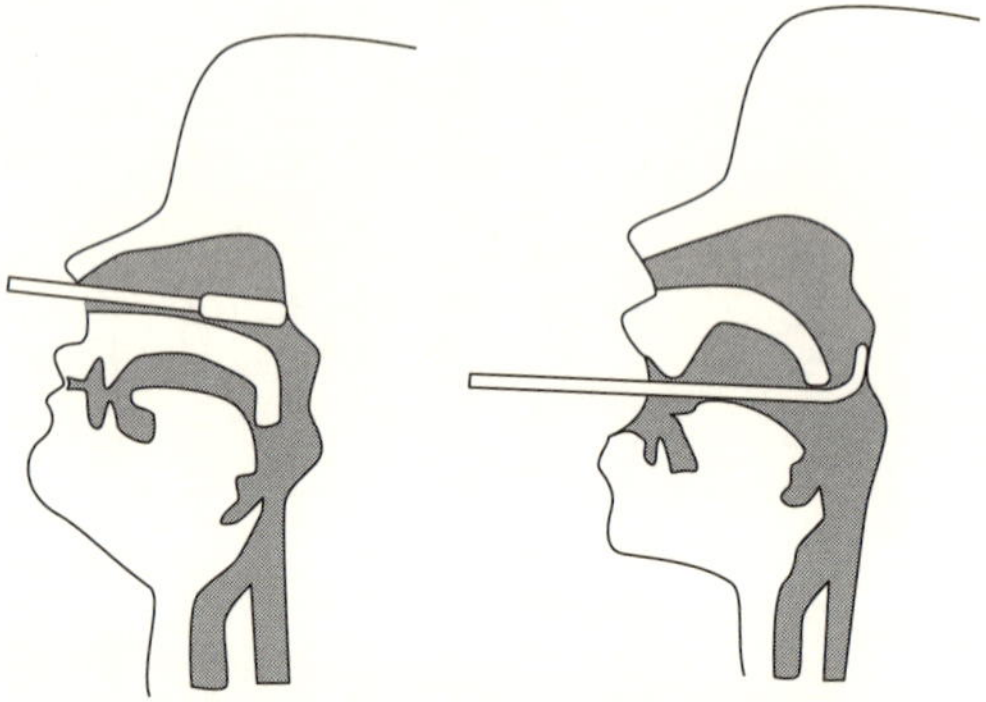

まず鼻から入れて……　　　次に口からも入れる

出典:認定NPO法人日本病巣疾患研究会「慢性上咽頭炎」より

す。

また、治療に塩化亜鉛を使用する根拠は不明であり、今後はこれに代わる薬剤、処置の方法など議論、研究が進んでいくことでしょう。

実際に治療開始時点で炎症が強くても、EATを続けることで出血は少なくなり、痛みも小さくなっていきます。さらに二次疾患(皮膚や関節、各種自律神経)の症状や腎機能が改善していきます。

慢性上咽頭炎は、これまで耳鼻科領域でも隠れた存在でしたが、鼻や喉の不調だけでなく自律神経に関わる症状、免疫系の症状や病巣感染による病気、さらには健康長寿につながる慢性炎症の原因になりうることを考えると、大変重要な病気といえます。

慢性炎症に対する危機感を

以上、ここまで取り上げてきた「副鼻腔炎」「上咽頭炎」「扁桃炎」はいずれも首から上の粘膜の炎症です。ただ、病巣感染という概念を知ると、首から上だけの症状にとどまらず全身に悪影響を及ぼすことが理解いただけたかと思います。

同時に、それぞれの病気に関する知識があれば、一時的に症状を抑え込むような治療、市販薬ばかりに頼ろうとする対処が、かえって炎症を慢性化させてしまうこともあるのです。

ここで取り上げた慢性炎症の原因となる粘膜は、比較的分かりやすくケアをしやすい鼻・口・喉を紹介しましたが、もちろんこの部分だけではなく、ほかにも耳や目、歯、食道以下の消化器官などの各種各臓器にも、内なる外である粘膜はたくさん存在します。

症状がある部位、検査値で異常が指摘されたところのみならず、慢性炎症に関しても危機意識を持っていただきたいと思います。

［第4章］

慢性炎症の再発を防止！「うるうる粘膜」を維持するための生活習慣

「百寿者」と呼ばれる人たち

本章では、慢性炎症を抑えて「うるうる粘膜」を維持するためのライフスタイルを探っていきます。まずはそのヒントを与えてくれる百寿者に関する話から始めましょう。

厚生労働省が発表した「平成30年簡易生命表の概況」によると、2018年の日本人の平均寿命は女性が87・32歳で男性は81・25歳と、いずれも過去最高になりました。国際比較で見ると男女ともにトップは香港、日本女性はそれに次いで世界2位(3位はスペイン)、一方の男性は3位です(2位はスイス)。世界的に見ても日本は長寿の国といえるわけです。

さて、「はじめに」でも触れたように、一世紀を超えて生き抜いた方たちのことを百寿者、センテナリアンと呼びますが、2019年現在、存命中の世界最高齢女性として、日本人の女性がギネスに認定されています。御年、なんと116歳です。

老衰が死因の3位になった日本では、平均寿命の延びとともに、こうした健康長寿の方がますます増えていくでしょう。

［図表 11］日本の百寿者の推移

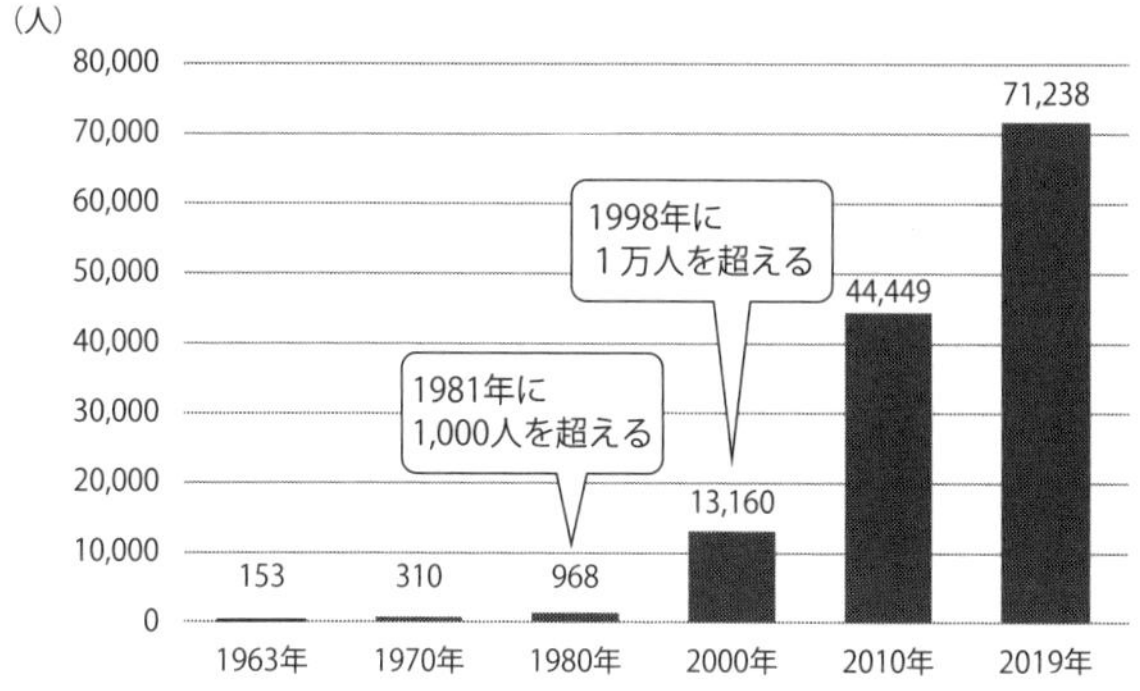

統計的に諸説はありますが、百寿者の数は世界でおよそ45万人に上るといわれます。

日本の百寿者は約7万人と年々増加

日本における百寿者は2019年9月現在で7万1238人。前年に比べて1453人の増加となっています。この数は年々増える一方です。

100歳以上の人は老人福祉法が制定された1963年当時は全国で153人。60年近く経って、その数はおよそ465倍にも増えていることになります。

ちなみに、百寿者が1000人を超えたのは1981年で、1万人を超えたのは1998年です。20年前と比較してみても、百寿者の数は7倍に増えていることが分かります。

今後もその数は増加し続けるといわれており、多くの人にとって「人生100年時代」に備えたライフスタイルを確立することが必要になってきていると言っていいでしょう。

例えば会社に勤めている方の多くは60歳あるいは65歳で定年を迎えても、まだ40年前後の時間がある計算になります。仕事を続ける方、リタイアしてのんびりした生活を送る方と人生の選択はさまざまですが、誰もが願うことは「元気なままで過ごしたい」ということでしょう。

自分のことは自分でできるように自立しながら毎日を暮らしたい、子どもたちに面倒を掛けないようにしたい……と多くの人が思っているはずです。

病気で亡くなるリスクが下がっている時代になり、病気を寄せ付けず、元気に生きていくには、それに応じた心構えや生活習慣が必要なのです。

人生100年時代と健康寿命

ここで「健康寿命」という言葉を思い出してください。

健康寿命とは「医療や介護に依存することなく自立した生活ができる期間」のことでした。健康的で日常生活に支障を来さない日々を過ごせていたら、それは健康寿命を生きているということになります。

先ほど挙げた平均寿命とこの健康寿命がイコールであればいいのですが、実際は差が生じています。２０１６年のデータでは男性の平均寿命が80・98歳であるのに対して健康寿命は72・14歳。同じく女性では87・14歳に対して74・79歳です（厚生労働省調べ）。

平均寿命と健康寿命の差は男性では８・84年、女性で12・35年。これは「自立した生活ができず、医療や介護に頼らざるを得ない期間」ということです。男女を平均すると約10年間。人生１００年時代においてこの10年間は重い意味を持っています。「自立して生きることができず、誰かのお世話になる生活」が、平均値ではありますが、10年間続く可能性があります。さらには、医療費・介護費など経済的負担ものしかかってきます。

健康寿命をなるべく延ばしていくためには何をすべきかが、一人ひとりに問われている時代、それが人生１００年時代といえるのです。

長生きは遺伝か環境か

「うちは早逝の家系だから」

「家族に○○という病気が多い」

長らく、長生きできる人は遺伝的に決まっていると考えられてきました。実際に、研究が進み、各種疾患の遺伝子の配列が判明してきました。ハリウッド女優のアンジェリーナ・ジョリーさんが、自らの遺伝子変異を調べて乳がんの発症リスクが高いことを知り、予防のための乳房切除手術を受けたというニュースは、議論を巻き起こしました。彼女の場合、母親を若くして乳がんで亡くしていることも背景にありました。

もちろん遺伝的な要因が病気の発症、寿命に影響しますが、最近の研究では、それよりも環境的な要因のほうが、長寿にはより大きな影響を与えると考えられるようになっているのです。

遺伝的要因、環境要因の調査研究として、ツインリサーチ、一卵性双生児研究が盛んに行われています。一卵性双生児は遺伝子は共通しているので、遺伝子以外の、食生活などを含め、さまざまな生活習慣などの環境要因を比較しやすいという利点があります。

デンマークで約10万組の双子を対象にして行われた調査では、寿命に与える影響のうち、遺伝の要因はおよそ4分の1で、環境の要因が4分の3、75%と報告しています。

最近では、「エピジェネティクス」という考え方が広がりを見せています。簡単には、遺伝子の配列は変えられないが（ただし、ゲノム編集など、遺伝子自体も治療対象になってきています）、その遺伝子のオンとオフ、遺伝子の働きは外部環境で変えることができるのではないか、という考えに基づいています。

つまり、誰もが生活習慣や心掛け次第で、病気を予防する、病気を克服する、ひいては寿命を延ばしていけるともいえます。

百寿者は慢性炎症が少ない

慶應義塾大学医学部は長寿医療の研究拠点として「百寿総合研究センター」を開設しています。同医学部では1992年に百寿者研究をスタート、その研究を同センターが引き継いでいます。

同センターではさまざまな角度から百寿者の研究を行っているのですが、その成果の一つとして百寿者のなかでも日常生活機能や認知機能の高い人が超百寿者（105歳以上）になることが判明しています。また、スーパーセンテナリアン（110歳以上）になる人は100歳の時点で日常生活機能や認知機能が高いとのことです。

百寿者に関しては、「百寿者には健康寿命を延ばす共通点がある」という画期的な発表がありました。調査の対象は1554名の高齢者（百寿者およびその家族、85歳から99歳までの高齢者）です。

「慢性炎症」「造血機能（貧血）」「腎臓・肝臓の機能」「代謝」「細胞老化」の5項目を調べたところ、「慢性炎症が少ない」ことが明らかになりました。肝臓や腎臓など、各臓器の働きが良くても、必ずしも長寿につながっているとは言え、慢性炎症が少ないことこそが、百寿者の共通点だったのです。この慢性炎症は、現在日本のみならず、世界中の研究者、臨床家がこぞって取り組んでいる研究対象になっています。

では、慢性炎症を少なくするためには、どのような生活を送ればいいのか、実際に見ていきましょう。

百寿者に学ぶ、健康長寿のための粘膜ケア

【食事で粘膜ケア】

◆できるだけよく噛んで食べる

人類史上最も長生きをしたといわれているのがフランス人女性のジャンヌ・カルマンさんです。彼女の没年は1997年、122歳まで生きました。子どもの頃、ゴッホに会ったというエピソードが残っています。

このカルマンさんは食事のときによく噛むという習慣を持っていたそうです。もちろんそれだけが長寿の理由ではないでしょうが、咀嚼《そしゃく》をしっかりと行うことは慢性炎症を抑える面で大きな効果があります。

よく噛んで食べるだけでも、あごを動かし頭頚部の血流が増えることで、脳を含む頭部の働きを良くして認知症の抑制につながるといわれています。

また、唾液の分泌は口の中の殺菌、歯周病などの防止につながりますし、消化促進作用を持つ唾液が分泌されることで食べ物が細かく砕かれるため消化・吸収がスムーズになり、

胃腸の負担が減るということです。

よく噛むことで満腹中枢が刺激されれば、食べ過ぎることもなくなりますから、肥満防止にも役立つでしょう。

認知症や歯周病、肥満など、これまで本書で取り上げてきた慢性炎症と深い関わりを持つ病気は「よく噛む」というだけで抑制されることが分かります。

咀嚼の回数ですが、「一口30回」を目安に「できるだけよく噛む」ことを心掛けてもらえれば良いと思います。

最近は、柔らかい加工食品やデザートの種類が豊富で、子どものときから「よく噛む」という習慣がなくなってきています。さらに、テレビを見ながら、場合によってはゲームをしながら食事をするという家庭も多くなっているようです。当たり前のことですが、改めて、よく噛む習慣で健康長寿を手に入れましょう。

◆食べ過ぎないようにする、お腹が空いたら食べる

また「食べ過ぎないこと」も大切です。

百寿者の多くに共通しているのは、お腹いっぱいになるまで食べないことと、お腹が空いたら食べること、なんですね。現代人の生活は「お腹が空いたので食べる」ではなく、「○時になったから食べる」という場合がほとんどです。

ここには、さらに重要なポイントがあります。胃が空腹になると分泌される、摂食を促進するホルモン「グレリン」です。

通常、胃に食べ物がない状態が数時間続くと血液中のグレリンが上昇して食欲が増すといわれていますが、ある実験では、このグレリンが脳内の細胞の成長を促して、老化から守ってくれるという報告もあります。アルツハイマー型認知症や記憶力との関連も指摘されているグレリン。やはりお腹を空かせること自体に、大切な意味があります。

2016年のノーベル生理学・医学賞は、大隅良典先生のオートファジー研究に授与されました。オートファジー（Autophagy）は、直訳すると「オート（自分自身・自動的に）、ファジー（食べる）」です。細胞の中にある古くなったタンパク質を、自らが分解して、新しい細胞に生まれ変わらせる仕組み、ということです。こうして細胞が新しくなることで、例えばがん細胞をやっつけてくれるNK（ナチュラルキラー）細胞の働きが高まるなど、がんの予防につながることになります。

では、どうすればオートファジーが働き出すのか？

それは、断続的に断食をすると良いと考えられています。最近の研究では、おおよそ16時間の空腹がオートファジーの目安といわれています。

◆規則正しく、3食しっかり食べる

「1日の食事回数は何回が適切か」という議論も盛んです。一般的な答えは「3回」ですが、なかには「2回がいい」という専門家もいれば「1回で十分」という専門家もいます。さらには「間食を含めて6回に分けて食べると太らない」という説もあるようです。

「朝食は取ったほうがいい」「いや、抜いたほうがいい」といった議論も見聞きします。

長寿という観点から食事回数を見てみると、百寿者の多くが3食しっかり食べています。先ほどは16時間の空腹を、という話もしましたが、百寿者の方は、規則正しく、ただしお腹が空いたら、よく噛んで食べるということを実践されているようです。

青汁で知られるキューサイ株式会社が、元気に長生きをしている100歳の100人を対象に行った調査（100歳100人実態調査2018）によると、84％の人が「3食欠かさずに食べている」という結果が出ました。

また、公共財団法人健康・体力づくり事業財団が1907人の百寿者たちを対象に行った調査（「長寿大国ニッポンにおける百寿者のくらし」1999年）では、90％の人がやはり「3食きちんと食べる」と答えています。

ところが、多忙な現代人のなかには、特に朝食を抜くという人が少なくありません。厚生労働省の「平成29年国民健康・栄養調査」によると、20歳以上で朝食を取らない人は男性で15・0％、女性で10・2％でした。年齢別で見ると、男女ともに20代が最も多く、それぞれ男性が30・6％、女性が23・6％となっています。

ちなみに子どもたちを見てみると、朝食を取らない小学生は5・5％、中学生は8・0％です（農林水産省「平成30年度食育白書」より）。朝食を取らない子どもの数は年々増える傾向にあり、一つの社会問題になっています。

朝食を食べることとは、栄養面もさることながら「時間栄養学」という視点からも大切だと考えられています。

[図表12] 元気な100歳の方が日常的に心がけていること（食事面）

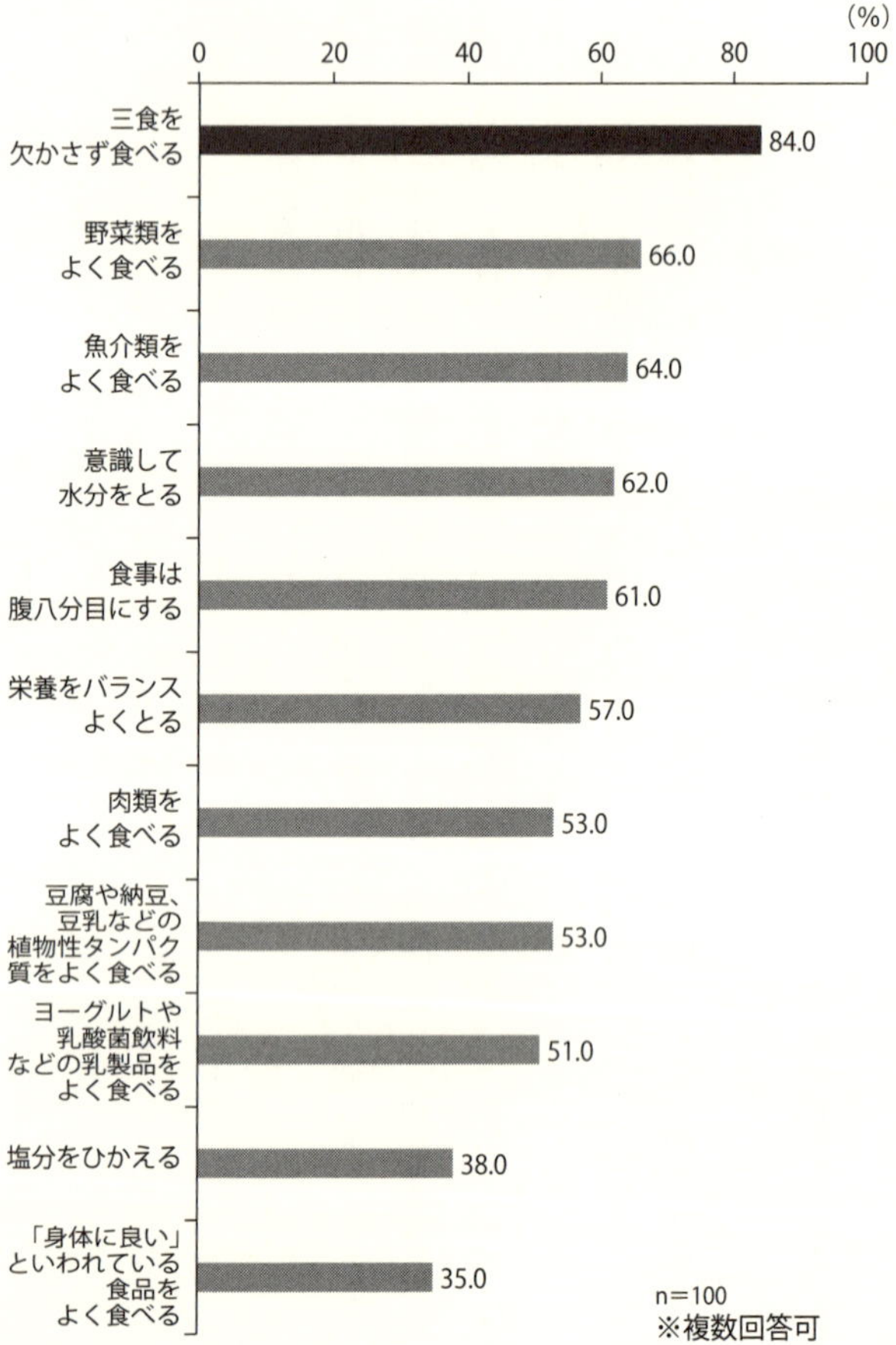

n＝100
※複数回答可

キューサイ調べ

地上の生物は基本的に体内時計を有しているとされ、その体内時計の時計遺伝子で、起きる・寝るなどの生活リズムを作り出しています。脳をはじめ、他の臓器（肺や肝臓、心臓、筋肉など）にも時計遺伝子があることが分かってきましたが、その体内時計の調節には、朝食を取ることが重要であるとされています。

◆誰かと一緒に食べる

これまで述べてきたように、どれくらいの頻度で何をどう食べるかは健康寿命を延ばすうえで大切ですが、「食卓を共にする相手」がいるかどうかも見過ごすことができません。近年、問題視されていることの一つに「孤食」があります。文字通り一人で食事をすることを指します。これに対する言葉が「共食」です。家族や友人知人たちと食卓を囲むスタイルです。

孤食が問題だと考えられているのは、特に子どもたちの成長に関することで、一人で食べることによって家族との連帯感を育む機会や食・栄養に関する基本的な知識、あるいはマナー（「いただきます」「ごちそうさま」を言う・食べ物を残さない・食事中に肘をつかないなど）を学ぶ機会が少なくなるという点が指摘されています。

例えば、家族と一緒に食べていると「今日は学校で何があった？」といった話題でコミュニケーションが弾みます。また「好き嫌いしないで野菜もちゃんと食べなさい」など栄養バランスの大切さも教わることができます。さらに毎日決まった時間に規則正しく食事を取ることにもつながっていくでしょう。

しかし一人で食べていると、どうしてもそういったことが難しくなります。テレビやスマートフォンを見ながら一人でもくもくと食事をする……そんな子どもたちの姿に危惧を感じる人も少なくありません。孤食スタイルが身に付くと、大人になってもそれが続きがちということも指摘されています。

高齢者に関しても、一人暮らしの方などは「自分の分だけだからパパッと済ませる」と簡単な食事になりがちです。手間暇を掛けて作るのが億劫になり、結果として栄養バランスが崩れる可能性が高くなります。

また、これはあとでも触れますが、慢性炎症を抑える一つの方法として「家族や友人との時間を大切にする」というものがあり、その時間にはもちろん「食事」も含まれます。

大切な人とおいしいものを食べることで話が弾み、絆が深まり、それによって元気で幸せになるわけです。

２０１６年にＮＨＫが実施した「食生活に関する世論調査」によると、「家族そろって夕食を取ることは楽しい」という設問に対して「そう思う」と答えた人は66・３％にのぼりました。「どちらかといえば、そう思う」は27・1％。合計すると90％以上です。

また「家族そろって夕食を取ると家族の絆が強まる」という設問には、「そう思う」が54・6％、「どちらかといえば、そう思う」が34・1％と、こちらも合計すると90％近くになっています。

この結果からも、共食のメリットは多くの人が実感していると言っていいでしょう。

【食材・栄養素で粘膜ケア】

◆日本人の身体に適している「和食」

先に挙げたキューーサイの調査から百寿者の人たちの食事内容を見ると、野菜・魚介類・肉類・植物性タンパク質（豆腐や納豆など）・海藻を積極的に取っていることが分かります。特に野菜は66％とダントツです。また、健康・体力づくり事業財団の調査では約90％人が毎日野菜を取るという結果が出ています。

野菜の多くは抗酸化作用を持つので慢性炎症を抑えやすく、それが長寿を支えていると考えられます。さまざまな効果・効能を持つ野菜が「身体にいい」ということは、食生活における基本です。

一つひとつの野菜についての詳細は他書にお任せしますが、特に、粘膜の健康維持に良い食材に関しては後述します。

食生活に関して「オリーブオイルをたっぷり使った地中海食が長寿に効果がある」という話をよく耳にします。イタリアやギリシャなど地中海沿岸諸国では心臓病で亡くなる人が少ないことから地中海食の良さが見直されてきました。そもそもは日本やアメリカ、イタリア、ギリシャなど7カ国による食生活に関する共同研究から明らかになったことでした。

実は、この研究では日本も心臓病の発症率が低い国として注目されていました。

それなのになぜ、地中海食だけが脚光を浴びて和食はそれほどまでではなかったのかというと、和食は欧米の食事内容とはかけ離れていたから……というのが理由です。欧米の研究者たちにとっては地中海食のほうになじみがあり、研究対象になりやすかったということでしょう。

その後、和食に対する再評価が行われ、海外でも好んで口にする人が増えていることはご存じの通りです。２０１３年にはユネスコ無形文化遺産にも登録されています。

地中海食も和食も同じく心臓病のリスクを下げるなら、日本人としては和食を食べるのが自然というものです。和食には魚や植物性タンパク質、海藻類、そして野菜がふんだんに使われますが、これらの食材は抗炎症成分も多く含んでおり、心臓病に限らず広く健康を支えてくれます。何よりも百寿者の人たちが積極的に取っている食材です。

その国で昔から食べられてきたものが、その国の人たちの身体・健康に一番合っているのです。日本では食の欧米化が進んで肥満の人が増えた……とはよく聞く話です。

近年注目されている腸内細菌も食生活と大きな関係があり、日本人の腸内には海藻を消化する細菌や米などから効率的に栄養を吸収する細菌の多いことが分かっています。日本人の腸内細菌もまた和食に対応しているというわけです。

以下では簡単に、粘膜ケアのために特に積極的に摂取してほしい食材・栄養素をお伝えしていきましょう。日々の食生活に取り入れてもらいたいものではありますが、単に「○○を食べれば健康になる、長生きできる」というものではありません。やはり、食事には何よりも「バランス」が大切です。

◆抗酸化作用のある食材・栄養素

炎症を引き起こす要因の一つに「活性酸素」があります。私たちの身体に取り込まれた酸素の一部は、他の分子と結びついて高い酸化力を持つ「活性酸素」になります。

活性酸素は強い殺菌力を持ち、体内に侵入してきた細菌やウイルスをやっつける働きを担っていますが、活性酸素が増え過ぎると今度は正常な細胞や遺伝子を攻撃するようになってしまうのです。その攻撃が細胞を傷つけることで炎症が誘発され、攻撃が続くことで慢性炎症になってしまいます。

通常、人間の身体にはそうした活性酸素の攻撃から身を守る「抗酸化力」が備わっています。若いうちはその抗酸化力によって活性酸素からの攻撃を跳ね返しますが、年齢を重ねるにつれて、その力も弱まってしまいます。結果として、高齢になるほど活性酸素の悪影響を受けやすくなるわけです。

活性酸素の増加を防ぐ食材としては、ビタミンCやビタミンEを多く含むものが挙げられます。その他、リコピンやβカロテンなどのカロテノイドも強い抗酸化作用があることが知られています。

具体的な食材としては、リコピンをたっぷり含むトマト、ビタミンCやβカロテンが豊富なホウレンソウなどがあります。このホウレンソウを代表格としてキャベツやブロッコリーなど緑黄色野菜も積極的に取りたいものです。

さらに、ビタミンEを豊富に含むアーモンドやピスタチオ、クルミなどのナッツ類は、炎症抑制効果を持つ脂肪酸も多く含んでいますし、ターメリックやナツメグ、トウガラシなどの香辛料も慢性炎症を抑える効果を持ちます。

◆老廃物を排出する食材・栄養素

副鼻腔炎のところでお話しした鼻タケ（鼻の中にできるポリープ）ですが、これができやすい人は、傾向として老廃物を排出する力が弱まっていることが指摘できます。つまり、老廃物を溜め込みやすいわけです。

老廃物を排出する力が弱まると老化細胞が増えて炎症を起こしやすくなるほか、体内でさまざまな弊害をもたらします。風邪をひきやすくなったり、便秘になったりするほか、ニキビ・肩こり・シミなどに悩まされることもあります。

体内の老廃物、あるいは有毒物を排出することを「デトックス」といいますが、ぜひ食生活を通して実現してほしいものです。

デトックスにお勧めの食材としては、ハトムギ、ゴボウ、緑豆《りょくとう》モヤシ、コンブ、ノリが挙げられます。

ハトムギ

漢方の世界ではイボや肌荒れに効果があるとしてよく利用されています。また、抗腫瘍作用も期待できるといわれています。老廃物の排出に加え、血行を良くする働きも持つ食材です。雑穀としてごはんに混ぜたり、シリアル食品として市販されているものを活用し

［図表13］粘膜ケアにおすすめの食材

抗酸化作用を持つ食材
トマト、ホウレンソウなどの緑黄色野菜、ナッツ類、香辛料
老廃物を排出する食材
ハトムギ、ゴボウ、緑豆モヤシ、コンブ、ノリ
免疫ビタミンが豊富な食材
ヒラタケ、メカブ、レンコン

たりするといいでしょう。

ゴボウ

ゴボウは利尿作用を持つイヌリン、老廃物処理を高めるアルギニンやアスパラギン酸が豊富に含まれている食材です。また食物繊維が豊富なことでも知られており、腸内環境の改善にも役立つ食材といえます。

緑豆モヤシ

モヤシ自体にはなじみがあるでしょうが「緑豆」と付くと、何か特別な食材と思うかもしれません。しかし現在日本で流通しているモヤシの多くがこの緑豆モヤシですから、日常的に購入できる食品です。

緑豆は食物繊維が豊富でアスパラギン酸やビタミンCもたっぷりです。胃腸の働きを良くし、疲労回復や代謝の向上に役立ちます。

コンブ・ノリ

いずれも海藻で、水溶性・不溶性の食物繊維が豊富です。腸の働きを良くし、お通じの改善につながります。また、新陳代謝を促すヨウ素もたくさん含んでいる食材です。

◆粘膜ケアに最適な免疫ビタミン

先ほどのデトックスとも通じるのですが、粘膜ケアで欠かせないのが「免疫力を高めること」です。その免疫力強化に当たって知っておいてほしいのが「免疫ビタミン」と呼ばれる「LPS（リポポリサッカライド）」です。

正しくはビタミンではなく、グラム陰性細菌の細胞壁を作る成分なのですが「身体の健康状態を保つためには不可欠で、しかも体内で作ることができない」というビタミンの特性に通じることからこう呼ばれています。

ＬＰＳが免疫力を高めるのは、私たちの体内のあらゆるところに存在する免疫細胞「マクロファージ」を活性化させるためです。白血球の一つであるマクロファージが「身体の中のお掃除屋さん」といわれ、体内に発生した不要物を食べ尽くしてくれます。

また、人間の身体は日々細胞が入れ替わり、古い細胞は死んでしまいます（新陳代謝）が、不要物や死んだ細胞が体内に蓄積しないように食べてしまうのがマクロファージというわけです。

人間の身体ではがん細胞も毎日できているのですが、これらが大きくなる前に退治するのもマクロファージです。当然ながら、外部から侵入してきた微生物に対しても攻撃を加えます。

マクロファージが力強く働くことで体内の平和が守られ、そのマクロファージをより力強くするのがＬＰＳなのです。

ＬＰＳはグラム陰性細菌（大腸菌やサルモネラ菌など）の細胞壁を作る成分です。いずれも人間にとっては有害な細菌ですが、ＬＰＳと細菌の持つ病原性とは直接関係はありません。

細菌はグラム陰性かグラム陽性に分けられ、グラム陰性細菌としてはほかに酢酸を作る酢酸菌、カビの繁殖を抑えるパントエア菌などがいます。つまり有害な菌もいれば有益な菌もいるということです。

このLPSは土壌にいる細菌に多く含まれています。土に触れると自然に体内に取り込まれるわけですが、近年は衛生意識の高まりを一因として、その機会が激減しています。子どもは泥遊びが大好きですが、それを禁じる親も少なくありません。

また、除菌・抗菌関連商品が巷にあふれていることからも分かるように、現代人は「菌」と名の付くものをなるべく排除しようとしています。

実はこれも「身体に良くないライフスタイル」の一つです。菌の仲間には人間が生きていくうえで欠かすことのできない役割を担っているものもたくさんいるのです。そうした菌まで排除しようとしてきたため、花粉症やアレルギー疾患が増加したということも指摘できます。

とはいうものの、都市化が進んだ現代社会で日常的に土に触れるのも簡単な話ではありません。できれば休日には自然のなかで過ごす機会をつくり、食材を通してＬＰＳを取り入れましょう。

◆身近な食材に含まれる免疫ビタミン

実はＬＰＳを含む食材は身近にたくさんあって入手も簡単です。該当する食材は、穀物、野菜、海藻、キノコ類。逆に日常の食生活に取り入れないほうが難しいといっていいほどです。

ただし、精白された穀物や痩せた土壌で育った野菜などはＬＰＳの量が少なくなっていることは留意しておいてください。当然、より自然に近い状態で栽培・収穫された食材が身体にいいというわけです。

ＬＰＳをとりわけ多く含んでいる食材はキノコ類の「ヒラタケ」、海藻類の「メカブ」、根菜類の「レンコン」です。これらは調理法も簡単なので、日常的に食卓に登場させたいものです。

ＬＰＳを食事から取るに当たっての注意点も添えておきましょう。

まず、レンコンなど皮が付いている根菜類は、なるべく皮ごと食べる、または調理法を工夫して食べるようにしましょう。皮の部分にLPSが多量に含まれているからです。

また、LPSはビタミンCなどと同じく水溶性です。水に長時間浸けたり茹《ゆ》でたりすると溶け出してしまうので、生で食べられる野菜などはなるべくそのまま食べるようにしたほうがいいでしょう。熱には強いのですが、長時間の加熱は組織が壊れるので、その点にも注意してください。

LPSの吸収率を高めるものとしては乳酸菌が挙げられます。

【運動で粘膜ケア】

◆ジムに行かなくても身体は動かせる

現代人の「悪しきライフスタイル」を語るうえで欠かせないのが運動不足です。運動不足によるさまざまな問題点についてはよく見聞きしていることでしょう。

ただ、この運動不足は日本だけの問題ではなく世界的な課題となっています。

世界保健機関（WHO）が2016年に発表した研究結果によると、世界の成人のうち約28％に当たる14億人以上が運動不足となっており、糖尿病やがん、心血管疾患にかかるリスクが高まっていると警鐘を鳴らしています。なお、日本では約36％の人が運動不足に陥っているという結果も出ています。

公益財団法人長寿科学振興財団の「健康長寿ネット」では、人が1日に消費するエネルギー量のうち、安静にしているときの基礎代謝量は約60％、食事誘発性熱産生（食事で体内に吸収された栄養素が分解されて消費されるエネルギー）が10％、残りの30％が家事などの身体活動と運動で消費するエネルギーということになります（エネルギー消費量は、どれだけ身体活動・運動を行うかで変わってきます）。

運動強度では、メッツ（MET：Metabolic Equivalent of Task）という単位が使われます。ここでは日常生活で行う活動のメッツを取り上げてみましょう。

座ってテレビを見る・車に乗る……1・0メッツ
座って会話や食事・デスクワーク……1・5メッツ
ゆっくりした歩行……2・0メッツ

ウォーキング・掃除……3・0メッツ
子どもと遊ぶ……5・8メッツ
サイクリング……8・0メッツ

さらにここから、以下の式でEX（エクササイズ）値が計算できます。

EX値＝運動強度（メッツ）×行った時間（分）÷60

日常生活のEX値を知ることで、自分の生活を運動という面から見直してみましょう。

その際、私がお勧めするのは息が上がらない程度の穏やかな運動です。後ほど紹介しますが、口呼吸は特に鼻・喉・口の粘膜を乾燥させるため良くありません。ですから、口呼吸ではなく、鼻呼吸が維持できる強度の運動をお勧めします。

また、この程度の穏やかな運動であれば、取り入れやすく、身体への負担も強くありません。また、先に示したように、スポーツではなくても、散歩やストレッチ、家事などいくらでも身体を動かす機会は見つけられるはずです。

参考までに百寿者の運動習慣を見てみると、やはり日常的に身体を動かしている人がよく見られました。健康・体力づくり事業財団の調査では、最も多いのが散歩で、次いで体操になっています。

食事と運動は健康の基本であり、毛細血管の働きも活発にします。激しい運動よりも血行が良くなる運動を心掛けるようにしましょう。

◆座りっぱなしを避けて、立ち歩く機会を増やす

カリフォルニア大学ロサンゼルス校の研究チームによると、座り過ぎは脳にさまざまな悪影響を及ぼすとされています。その一つに炎症の発生も含まれるのです。

もともと、座り過ぎは生活習慣病やがんなどの病気との関連性が高いといわれていましたが、近年ではそれだけではなく、脳にも悪影響を与え、例えばアルツハイマー型認知症のリスクも増大させると考えられるまでになっています。

アメリカがん協会の研究によれば、座り過ぎによって死亡リスクが高まる疾患は14に上ります。その14の疾患とは「がん・心疾患・脳卒中・糖尿病・腎疾患・自殺・慢性閉塞性肺疾患（COPD）・肺疾患・肝疾患・消化性潰瘍などの消化器疾患・パーキンソン病・アルツハイマー病・神経障害・筋骨格系障害」です。

この話を聞いて、「日中は確かに仕事でずっと座っているけど、そのあとはスポーツジムに通っているから大丈夫」という人もいるでしょう。ウォーキングをしているから心配することはないという人もいるかもしれません。

しかし残念なことに、口呼吸による弊害は別にして、座り過ぎによって蓄積される潜在的なダメージは運動では解消されないことも明らかになっています。

毎朝1時間の散歩を日課にしている人が、日中はずっとデスクワークをしたとします。朝の散歩で得られる運動効果は、それだけでゼロあるいはマイナスになってしまうわけですから、運動は身体にいいと一概にはいえなくなってしまいました。

運動というとスポーツを思い浮かべがちですが、そうではなく「長時間座り続けないこと」と考え方を変えてみるのも一つの手です。

30分か1時間に1回は立ち上がって身体を動かしてみましょう。簡単な体操やストレッチだけでも効果があります。

また、電車やバスでは座らないようにする、近い距離なら自動車は使わずに歩く、あるいは自転車を利用する……というように、日常での取り入れ方はいろいろとあります。

こうした小さな運動の積み重ねが、今だけでなく将来の自身の健康につながっていきます。

◆少し汗ばむくらいの運動で「血管拡張物質 一酸化窒素（NO）」アップ

血管拡張物質についても、さまざまな研究が進んでいますが、近年注目されている物質に一酸化窒素（NO）があります。

通常の血管は、内膜・中膜（ここには血管を広げたり縮めたりする筋肉があります）・外膜と三層構造になっていますが、一酸化窒素は、血管の内側の細胞で作られて放出され、中膜にある筋肉に作用して血管を広げると考えられています。

例えば、喫煙習慣は血管の内側の細胞を傷めつけて血管が硬くなり、広がりにくくなってしまいます。いかに一酸化窒素を十分に出して血管をいい状態に保つかが、すなわちい

［図表14］ 血管の構造

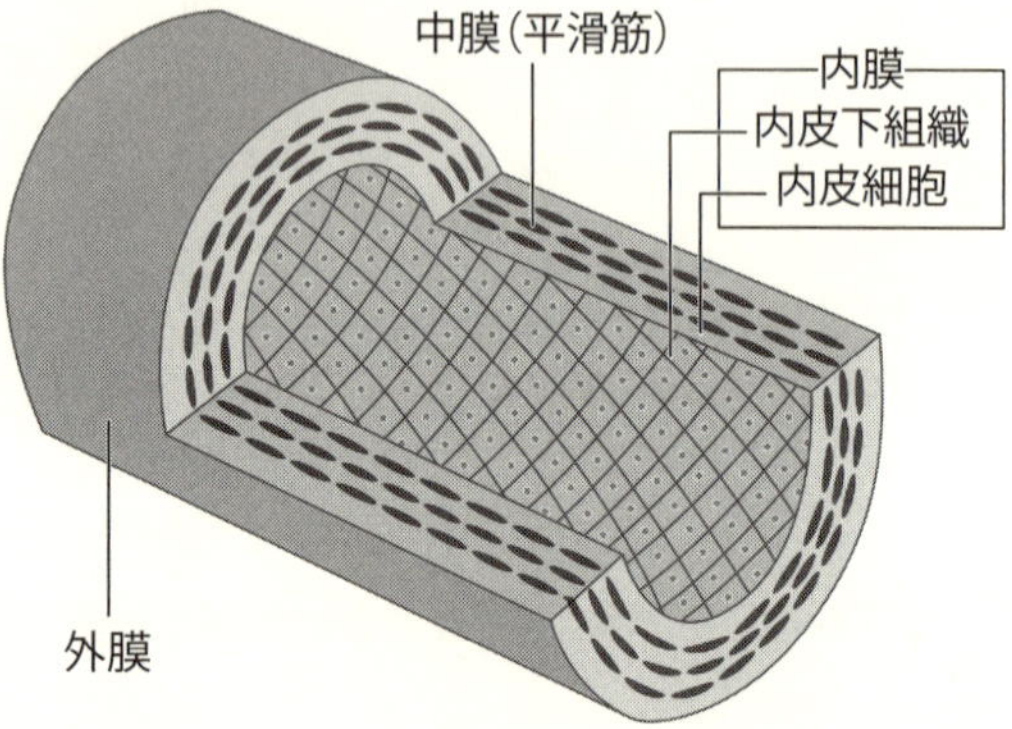

い粘膜を維持するカギになるのです。

血管の内側の細胞の働きを改善させるには、中くらいの、少し汗をかくくらいの運動が適しているといわれています。

日常生活に取り入れられる運動では、早歩き、またはスロージョギング。もし、趣味で取り入れるとするなら、水泳やサイクリング、さらには社交ダンスなども適した運動です。

東京医大の山科章名誉教授によれば、1日30分以上、1週間で180分運動することで、血管の内側の細胞の機能が高まり、一酸化窒素の放出量が増えると考えられています。

ただし、過度な運動はかえって血管を傷つけたり、身体を酸化させたりする場合もありますので、ご注意を。

確かに、趣味でサイクリングや社交ダンスをされている方を見ると、とても元気で顔色も良く、肌のハリもあります。元気でいるから身体を動かすことができる、とも言えますが、やはりこうした適度の運動が、この元気さを生んでいるんですね。

【生活習慣で粘膜ケア】

◆鼻うがいをする

私の小さいころから、現在に至るまで、各家庭では、子どもに「家に帰ったら、手を洗ってうがいをしなさい！」と言って、日々の習慣としているところが多いと思います。

また、多くの小学校では、生活指導の一つとして「手洗い・うがい」が入っています。

ただし、インフルエンザなどのウイルスは、喉の粘膜や気管の細胞に付着すると、数分から20分ほどで細胞内に入るという研究もあり、うがいの効果にも議論があるようです。

では、「鼻うがい」となればどうでしょうか？

あまり習慣にしている方は多くないでしょう。しかし、これまでのお話のとおり、鼻は

「内なる外」なのです。

常に外敵にさらされて炎症を起こしやすいので、鼻うがいは鼻や咽頭の粘膜を刺激したり痛めつけたりする細菌やウィルス、各種異物、大気汚染物質などの除去に役立ちます。常に異物があると、身体はその部位を治そうとして、いつまでも炎症が持続してしまうため、まさに慢性炎症を起こす要因になります。

最近では鼻うがい用品（鼻洗浄器）も市販されるようになっていますから、手軽に生活に取り入れることができます。いくつか種類があるので、自分に合ったものを選ぶようにするといいでしょう。できれば一度、近くの耳鼻咽喉科を受診することをお勧めします。

その際には、身体との塩分濃度を調整するために、生理食塩水の濃度（０・９％）の塩水を作って鼻うがいをすると刺激も少なめです。

鼻うがいの方法は以下になります。

①鼻洗浄器のなかにぬるま湯（30～35度くらいのもの３３０㎖）と塩（３g）を入れ、容器を振って生理食塩水をつくる。

②洗面台に顔を突き出し、あごを引いて鼻洗浄器を鼻にあてる。

③「あー」と声を出しながら、容器をゆっくりと押して鼻腔内を洗浄する。

④反対側も同様に行い、ティッシュペーパーなどで押さえて鼻腔内の水気を拭く。

無理に鼻から吸い込んで耳を痛めないように注意してもらえれば、鼻うがいは、簡単でとても有効な粘膜ケアになるでしょう。

実際、私のクリニックに来た患者さんに、何度も副鼻腔炎を繰り返していた方がいたのですが、鼻うがいを継続することで副鼻腔炎が治癒して、再発もしなくなったケースがありましたので、一度試してみてください。

◆鼻からオイルを入れる

皮膚（肌）のケアとして、乾燥する冬にハンドクリームやオイルを塗るという方は多いのではないでしょうか。

実は、鼻の粘膜ケアにもオイルが活躍してくれます。

やり方はとても簡単で、液状のオイル（私のクリニックでは、セサミオイルや馬油をお勧めしています）を鼻の中へ数滴垂らす、それだけです。直接入れることに抵抗がある方は、綿棒につけたオイルを鼻の入り口に少し塗るだけでも効果的です。

オイルは粘膜を潤す、異物や各分泌物を絡めとって排出してくれる、炎症を鎮めてくれるなど粘膜ケアには最適です。私のクリニックの患者さんにもとても好評で、次のような声が聞かれます。

「何十年も鼻の乾燥で困っていたのが楽になった」

「声帯にポリープがあって手術が必要と言われていたのに改善した」

「慢性上咽頭炎と診断されていたのが、症状が著明に良くなった」

いわゆる慢性的な炎症症状が良くなるケースを目の当たりにすると、やはりオイルの保湿、抗炎症といった効果を実感させられます。

◆鼻歌・ハミングで副鼻腔炎の予防も⁉

先ほど、粘膜に良い一酸化窒素は軽く汗ばむ程度の運動によってつくられると説明しました。ところが、実はもっと簡単に、しかも慢性炎症を起こす副鼻腔でつくることもできるのです。

その方法は「ハミング」。

米国胸部学会の学術誌に報告された実験では、通常の鼻呼吸とハミングを行った場合を比較して、鼻腔内の一酸化窒素の濃度が15倍になったということでした。

理由はハミングによる空気振動で、副鼻腔と鼻腔の間で通気が良くなった（ガス交換が進んだ）というもので、ハミングが副鼻腔炎の予防になる可能性を示唆しました。

ご機嫌に鼻歌を歌ってハミングをして、副鼻腔炎や慢性炎症の予防ができるのですから、運動嫌いな方にもおすすめです。

ある大学の調査で、長寿の職業1位は僧侶などの宗教家だったというものがありました。

僧侶の生活は規律が正しく、食事も野菜が中心など、生活習慣自体が健康に良いということは考えられますが、もう一つ大切な健康長寿の秘訣が「お経をあげること」ではないかと思われます。お経をあげることで、ここに書いたハミングと同様、頭蓋骨を震わせる、すなわち自然に一酸化窒素を増やす習慣になっているのではないでしょうか。

◆口呼吸ではなく鼻呼吸を意識する

万病のもとである口呼吸の弊害についてお伝えします。

哺乳類のなかで口呼吸ができるのはヒトだけといわれます。犬が舌を出してハアハアしているのを見かけることはありますが、あれは体温調節のための呼吸であり、通常の呼吸は鼻で行われます。

多くの動物では、空気を吸い込む経路と食べ物を胃へと送る経路が完全に分かれているため、呼吸は鼻、食事は口と役割分担がされています。

口呼吸と鼻呼吸の違いを端的に言うと、身体への負担の有無です。

例えば、鼻呼吸は身体に負担がかからないようにする機能を持ちます。

冬の寒い朝をイメージしてください。鼻から空気を吸っても、肺は冷たさを感じません。これは冷たい空気に適度な湿度と温度を加えて肺に送り込んでいるからです。一方、口から空気を吸うと、肺はその冷たさをダイレクトに受け止めてしまいます。

息を吐くときも同じです。人は寒いと口に手をあてますが、これは口からの息が温かいからです。しかし、これは逆の見方をすれば、体内の熱を放射しているということ。鼻の場合は、呼気の熱を吸収してから出すので体温を下げることはありません。

つまり寒い日に口呼吸をすると、吸っても吐いても身体を冷やすことになるのです。体温が下がると身体は免疫力を低下させます。身を守る力が衰えるということです。

ウイルスや細菌、ホコリ、花粉などの外敵に対しても鼻は鼻毛・鼻水・繊毛で侵入を防ぎます。二重三重の構えで備えているわけです。

口にも唾液があって抗菌作用を発揮します。しかし、口呼吸は口の中を乾燥させることになり、唾液の量が少なくなります。結果として外敵の侵入を容易にしてしまい、その分炎症が起きやすくなるというわけです。

人は平常時で1分間に12～20回の呼吸をします。「塵《ちり》も積もれば」ではありませんが、口呼吸を続けている限り、起きているときも眠っているときもずっと身体にダメージを与え続けていることになるのです。

日々、耳鼻科外来で子どもの患者さんを診ることが多いのですが、近年は口呼吸をしている子が増えてきていると感じています。

なぜ口呼吸が増えたのかについては、さまざまな理由が考えられます。

一つには、固い食べ物が少なくなったことです。柔らかく、食べやすいものが増えた結果、咀嚼量が少なくなり、それによって口の周りの筋肉が発達せず、口元が緩んでポカンと開いてしまうというわけです。「よく噛む」ことをおろそかにする弊害はこんなところにもあるのです。

また、ゲームやスマートフォンの普及によって、人と会話をする機会が減ったことも指摘できます。しっかりと口を開けて話さないので、口の周りの筋肉が衰えて半開きになってしまうのです。

また、アレルギー性疾患によって鼻づまりになるケースが増えたことも理由として挙げられます。

◆口呼吸が引き起こすさまざまな病気

口呼吸によって起きる可能性が指摘されている病気は多岐にわたります。

免疫系の乱れによる病気

アレルギー性鼻炎・アトピー性皮膚炎・気管支喘息・関節リウマチなど。

口の中の病気

虫歯・歯周病・ドライマウス・歯並びの乱れ・口臭など。

自律神経の乱れがもたらす病気

胃潰瘍・十二指腸潰瘍・潰瘍性大腸炎・糖尿病・うつなど。

また、近年メディアなどで取り上げられることが多い「睡眠時無呼吸症候群」も口呼吸と関連が深い病気です。医学的な定義は、「10秒以上の息の流れの停止を無呼吸として、この無呼吸が一晩（7時間の睡眠）に30回以上、または1時間に5回以上あれば、睡眠時無呼吸」となります。

合併症としては高血圧や脳卒中、心筋梗塞、糖尿病などがあり、これらは命に関わります。また、睡眠が浅くなるため日中は眠気に襲われ、仕事や勉強に支障を来すといったデメリットもあります。

睡眠中に起きるものだけに、自分が睡眠時無呼吸症候群かどうかは分かりにくいため、もし家族に「いびきがすごい」「寝ているときに息が止まっている」と言われる、毎朝起きたときに頭が痛い、喉が痛い、しっかり寝ているのに昼に眠くなる、といった症状があれば、睡眠時無呼吸症候群の可能性が高いと考えられます。

また、以下のようなタイプの方は、睡眠時無呼吸症候群を起こしやすいといわれています。首が太い・短い、舌が大きい・長い、鼻が詰まりやすい（鼻中隔湾曲症、副鼻腔炎）、扁桃肥大がある、下あごが小さい。ただし、一般的に「太っていて肥満体型の人の病気」と思われがちですが、一見肥満のないケースも多く、症状を含めて、この病気が疑われる場合は、専門医の診断と治療を受けましょう。

口呼吸を減らすために、私が患者さんに伝えているのは、「よく噛んで食べること」「歯ごたえのある固めの食材を食事に取り入れること」「口や舌を積極的に動かすこと」です。ぜひお試しください。また、最近では就寝時の口呼吸を防止するテープも販売されていますので、併せて活用してみるのもいいかもしれません。

◆ストレスマネジメントで自律神経を整える

粘膜ケアには自律神経を調えること「ストレスマネジメント」も大切です。

ストレスマネジメントとは、ストレスとの上手な付き合い方を考え、適切な対処法を行っていくことをいいます。ストレスは心身に多大な悪影響をもたらしますが、これをゼロにすることは難しいため、ストレスに対する考え方を改め、なるべくその影響を少なくしていこうというものです。

おいしいものを食べる、温泉に行く、カラオケで歌う、ドライブをする……など、ストレス解消法は人によってさまざまだと思いますが、「ストレスに対する考え方」を変えるのも一つの方法です。

ストレスに関して興味深い研究結果があります。1990年代にアメリカで行われた調査ですが、約3万人を対象にストレスに関する次の二つのアンケートを取りました。

Q．あなたはこの1年間で、どれくらいのストレスを感じましたか？

Q．あなたはストレスが健康に悪いと思いますか？

ここで注目してほしいのが2番目の質問です。

実はこの質問に「イエス」と答えた人の死亡リスクは、そうでない人よりも高かったのです。「ストレスは健康に悪い」と考えている人たちは、そうでない人たちよりも早死にする可能性が高いというわけです。

例えば、マインドフルネスをご存じの方も多いでしょう。日々感じるストレスを「健康に悪い！」と感じるのではなく、「今、ここ」に注意を向け、目の前のこと一つずつに集中する。ストレスを受け入れる。そのうえでストレスとの付き合い方を考えていくのです。

また、ストレスとの付き合い方として「味方に付ける」という方法があります。

ペンシルバニア州立大学の研究チームが発表したことですが、ストレスに対してポジティブな解釈をしたり、積極的に問題解決に取り組んだりしようとする人は、炎症の程度も軽くなるのです。

ある患者さんの例をお話ししましょう。生活上のストレスで落ち込むことが多くなり、心療内科で内服薬治療を受けていました。その方は、すべてのストレスがかかると無性に耳を掻いてしまい、そのためにひどい外耳炎を患っていたのです。

ところが、担当の心療内科医からも外耳炎を診察した耳鼻科医からも、「耳を掻いたらダメです！　炎症がひどくなるだけです！」といつも怒られていたそうです。

なかなか改善しない症状に悩んだその患者さんが、私のクリニックにやってきました。そこで、これまでの経過を聞いた私は、その患者さんにまずこう伝えました。

「ストレスが強くなったとき、耳を掻いて楽になるのであれば、それでいいじゃないですか。耳を掻いてしまう自分を責めることなく、炎症が起きればまた治療すればいいんですよ」

すると、その患者さんは「そう言ってもらったのは初めてです」と涙ぐんでいました。

それ以降、患者さんは耳を掻いてしまうことで自分を責める気持ちが減って楽になり、結果として外耳炎が治っていったのでした。

ストレスを感じている自分を否定しない。そう考えると気持ちが楽になり、粘膜や皮膚の病気も快方に向かうことを実感させられた例でした。

これは私自身のことになりますが、日常で心掛けているのは「感謝の気持ち」です。あらゆることにおいて感謝の気持ちを忘れずに、周りの人たちに接するようにしています。お勧めはどんなことでもどんな場面でも「ありがとう」ということです。さらに言うなら、語尾に「〇〇させてもらう」と付けることです。

日々の診察でも、「診察をさせていただいて、ありがとうございます」「わざわざ当院を選んでもらって、ありがとうございます」そんな気持ちで診察をすることが、一つのストレスマネジメントになっていると自身では実感しています。

［第5章］

殺菌作用向上、抵抗力の向上、消化・吸収の促進

粘膜ケアでいつまでも健康に

粘膜×血管ケアで健康長寿

「はじめに」でもお話ししましたが、百寿者の共通点は大きく分けると三つ。これまで紹介した「慢性炎症が少ない」ことに加えて、「血管（特に毛細血管）が元気」「人とのつながりがある」です。

最後に、この点についてお話しします。これを読み終えた時点で、読者の方の健康寿命が延びている（？）かもしれません。

動脈・静脈だけでなく、大切なのは毛細血管

「人は血管とともに老いる」とは、予防医学の重要性を早くから提唱していた、アメリカのウィリアム・オスラー博士の言葉です。成人の血管をつないで伸ばすと約10万km。これは地球2周半と同じ長さとなります。まさに血管の老いは、身体の老いであり、血管の健康の維持こそ健康長寿の秘訣です。

動脈硬化、脳動脈瘤、大動脈解離、下肢静脈血栓症など、動脈や静脈と名の付く大きな

病気はたくさんあります。特にこれらの病気は、命に関わる（死に直結する）ため怖さを感じますね。

ただし、百寿者研究から分かってきたことは、「微小循環、毛細血管が元気」なことが、とても大切だということです。

毛細血管は、およそ5㎛（1マイクロメートルは0・001㎜）ほどの細さの血管です。動脈と静脈の間にあって、その橋渡しをしてくれると同時に、身体の隅々にまで栄養や酸素を届け、また老廃物や二酸化炭素などを回収してくれる、重要な器官です。

動静脈が大きな国道や高速道路だとすれば、毛細血管はいわば住宅街の生活道路や農道といったところでしょうか。もちろん、国道が通れなくなると困りますが、地域で生活する人々にとっては、生活道路が不通になると、毎日の生活が成り立ちません。

検診などを受けると、動静脈の状態は比較的に把握や診断がしやすいのですが、毛細血管の状態は一般検査では分かりません。

代謝と免疫力の向上、大活躍の毛細血管

血管は血液を運んでいるだけ。そんなイメージをお持ちの方も多いでしょう。私たちが知っている以上に血管、特に毛細血管はいろいろな働きを持っています。

①組織に酸素を届け、二酸化炭素を持って帰る

ご存じのように、呼吸で吸い込んだ空気は肺に入ります。肺の毛細血管では、酸素と二酸化炭素が交換されて、血液へと酸素が送り込まれます。また各臓器、さらに詳しくいうと、その臓器の細胞でも血液に乗って運ばれてきた酸素と二酸化炭素が交換されます。

そのおかげで、各臓器の細胞が元気に活躍してくれているのです。また、ここでも気管支、肺の粘膜が元気でないと、毛細血管も十分に働いてくれません。

②栄養を届け、いらなくなった老廃物を持って帰る

食事で取った栄養素は口の中や消化管で細かく分解されますが、その栄養素も胃腸の粘

膜にある毛細血管から血液の中に入って各臓器に運ばれます。

私たちは何気なく、薬は「飲めば効く」と思っていますが、薬もまた胃で分解されて、そこから毛細血管で血液に取り込まれることで目的の臓器に届けられています。

また、各臓器で出てくる老廃物は、毛細血管を通じて肝臓や腎臓などに運ばれ無毒化され、処理されています。

③体温を調節する

気温が高く暑いと汗が出ます。また、走るなど運動をすると汗をかきます。

これもまた、皮膚表面にある毛細血管が「暑い」という指令を受けて広がって、汗腺を開いて汗を出すことで、身体から熱を奪って体温を下げようとしてくれた結果です。

寒いときも同様に、皮膚表面の毛細血管が縮まって、血液の流れを少なくして、体内の熱が逃げないようにしてくれるのです。

④ホルモン、情報伝達物質を運ぶ

さまざまな反応をつかさどるホルモンですが、これもまた毛細血管のおかげで身体の各部に運ばれていきます。

先にもお話ししたように、住宅街の生活道路である毛細血管が隅々まで行き届いていないと、一つひとつの家庭が困る、一つひとつの細胞が働かなくなる、ということになります。

⑤炎症を鎮める、病気を治す免疫細胞を運ぶ

毛細血管は血液中の酸素を運びますが、これまでの章でも取り上げてきた炎症が起きているところに、炎症を鎮める免疫細胞を運ぶ役割も担っています。

ですから、毛細血管が元気でなければ炎症を鎮めることができず長期化します。これがまさしく慢性炎症というわけです。百寿者の共通点である、慢性炎症が少ないということは、毛細血管が元気、ということでもあったのです。

⑥臓器を守るバリア機能

血液脳関門（ＢＢＢ：Blood-Brain Barrier）という言葉を聞いたことはあるでしょうか？

これまで、血液は各臓器に酸素やホルモン、免疫細胞を運ぶとお伝えしましたが、一方で、何でもかんでも届ければいいというものでもありません。毒性のある物質などは届かないほうが安全です。

私たちの身体には、血液脳関門、血液神経関門、血液内耳関門など、血液と臓器の間にバリア機能がありますが、そのバリア機能の正体が毛細血管なのです。例えば、脳では毛細血管を主とする血液脳関門があるおかげで脳に毒性物質が入り込みませんし、逆に脳で作られた物質が脳外に出ていかないような仕組みがあります。

さらに最近の研究では、脳血液関門が血液中にあって脳に必要なものを選んで取り込んだり、排出したほうがいいものを出したりという積極的な役割もあるといわれています。ここでも、元気な毛細血管の働きが欠かせません。

こうして毛細血管の働きを知れば知るほど、「毛細血管が元気でないと健康長寿は迎えられない」と改めて感じさせられますね。

毛細血管を支配する自律神経

近年は、健康系の雑誌や書籍で「自律神経」という言葉を見かけないことがないくらい、自律神経の大切さは皆さんご存じのはずです。

自律神経は、心臓を動かす、呼吸をする（ただし呼吸は自分の意志で、息を吐いたり止めたりすることもできます）、汗や唾液を出す、ホルモンを分泌する、腸管を動かしたり止めたりする、血管を広げたり縮めたりする……など、生活どころか生きていくうえでとても重要な役割を果たしています。

しかし、自分では自律神経を直接コントロールすることができないので、自律神経はがんばって「整《ととの》える」ものではなく、生活、養生などで「調《ととの》える」ものだと思っています。

自律神経調整剤という治療薬もありますが、自律神経は薬を飲むことで「治す」ものでもありません。改めて血管、特に毛細血管までも支配している自律神経を調えることが、毛細血管を傷つけず、元気にしてくれることは言うまでもありません。

百寿者の方々の共通点である微小・毛細血管が元気である理由は、朝日が昇って目が覚めるところから、夜寝るまで、覚醒睡眠のリズムや食生活のリズム、自分の好きなことをする、今このときを大切に生きる穏やかさなど、まさにこうした自律神経が調った生活なのだと思います。

分かってきた血管老化のメカニズム

各血管の種類によって多少構造は異なりますが、一般的に、血管の外側の細胞（壁細胞）と、血管の内側の細胞（内皮細胞）がしっかりと接着していると、血管の構造が安定します。

ところが、加齢によって壁細胞・内皮細胞の関係がもろくなって隙間ができてくると、せっかく細胞に届けようとしている酸素や栄養分が血管外に漏れ出て、きちんと届かなくなります。これが「血管老化」と呼ばれる状態です。

この血管老化の予防で注目されているのが、壁細胞から分泌される「アンジオポエチン

―1」と内皮細胞に発現する受容体「Tie2（タイツー）」です。

詳細は成書に譲りますが、この「アンジオポエチン―1」と、その受け手であるタイツーの働きが良くなると、血管が老化から守られることになります。

◆ふくらはぎの筋肉は第二の心臓

では、どうすれば、このアンジオポエチン―1と、その受け手であるタイツーの働きが良くなるのでしょうか？

運動や入浴など、それぞれに取り入れている血流改善の習慣があるかと思いますが、そのなかでも有効とされるものをご紹介しましょう。

一つ目は立ったままでの足踏み、つま先立ちです。ふくらはぎには毛細血管が集中していて、ふくらはぎの筋肉は第二の心臓とも呼ばれています。ふくらはぎの筋肉のポンプ作用で下半身の血液を上半身に戻してくれます。

現代人の生活では歩くことが減っています。少し前の厚生労働省の調査報告によれば、日本人の歩数は1日平均で男性が８２００歩、女性が７２００歩とされています。同じく厚生労働省の「健康日本21」にある目標歩数では、男性が9200歩、女性が8300歩となっていますから、それぞれ1000歩ほど足りないことになります。

ですから無理のない程度に、普段からなるべく足を上げて足踏みをしましょう。通勤に電車を使われる方は、何気なくつま先立ちをすることでも、ふくらはぎの筋肉、毛細血管を増やすことにつながります。膝が悪い、転倒の危険がある方は、寝ながら足の甲を伸ばしたり立てたりするだけでも効果があります。いずれにしろ、毎日続けたいですね。

◆老化を防ぐ血管マッサージ

二つ目は、「血管マッサージ」です。日本細胞生物学会の創始者の一人であり岡山大学の教授も務められた妹尾左知丸先生が考案されました。

血管マッサージとは血管を軽くマッサージしながら血行を良くしていこうというもので、動脈の走っている部分に手のひらを当ててほぐすように刺激を与えるやり方です。

マッサージというと「揉む」という印象が強いでしょうが、血管マッサージでは「しごく」「ほぐす」といった感じで刺激を与えていきます。

例えばマッサージする部位に手を置き、その部位の皮膚、筋肉、骨を上下左右にずらすようにして、動脈を揺さぶりながら刺激を与えていきます。頭から足まで順に、20分程度を目安に行います。

このとき、機械的に行うのではなく、血管が広がっていき、血行が良くなり、老廃物が回収されていく、そんなイメージを描きながら行うと効果的だと思います。こうしたイメージを持ちながら行うことは、ほかの運動でも大切です。

◆毛細血管が元気になる食材

血流が途絶えて消えた毛細血管を「ゴースト血管」といいますが、名づけたのは毛細血管に関する研究の第一人者である高倉伸幸先生です。高倉先生によると、毛細血管ケアのポイントは、先に紹介した細胞内のタイツーという物質の働きを高めることにあります。先生の研究から、毛細血管に良い食材が分かってきました。その代表が、シナモン、ヒハツ、ルイボス、月桃などになります。

香辛料、ハーブが近年ブームになっていることもあり、シナモンやヒハツをいろいろな料理に取り入れている方もいるでしょう。特にシナモンは漢方の生薬「桂皮」としても有名ですね。ヒハツはコショウ科の植物で、ロングペッパーという名前でも知られています。

ルイボスは、すでにルイボスティーとして親しまれており、その名を知らしめたのは、抗酸化力、すなわち身体の錆びつきを取る作用があるということでした。ルイボスは、世界でも南アフリカの山脈にしか生息していないとされ、その土地独特の気温差、乾燥が生息に適していると考えられています。

最後の月桃は、日本ではまださほどなじみがない植物ですが、ショウガ科の多年草で日本では沖縄を中心に生息、栽培されています。

いずれの植物にも共通しているのは、「お茶（ティー）」として取れるということです。シナモンティー、ヒハツティー、ルイボスティー、月桃茶など、日常に取り入れやすいものばかりです。

自律神経を調え、運動・マッサージを取り入れ、各種お茶・ティーを毎日飲む、これこそが最強の毛細血管強化生活、健康長寿生活になります。

「人のつながり」を大切にすることは粘膜にも良い効果がある

２０１８年、イギリスで新しい大臣ポストが創設されました。それは、「孤独担当大臣」です。イギリス社会で孤独に困っている人たちのために、総合的な政策を検討していく役割を担います。担当大臣が新設されるほど、孤独が社会問題となっているわけです。

当然のことながら、これはイギリスだけの問題ではありません。世界でも高齢化のスピードが最も早い日本こそ喫緊の課題とも言えます。逆に、百寿者の方の共通点には、人とのつながり、社会的なつながりがあることが分かってきました。

ストレスによって活性化するＣＴＲＡ遺伝子群

近年の研究で、人の身体には満足感と慢性炎症との関わりを示す遺伝子があることが明らかになりました。「ＣＴＲＡ遺伝子群」と呼ばれるもので、53種類の遺伝子から構成されています。このＣＴＲＡ遺伝子群はストレスによって活性化し、慢性炎症を進行させてしまいます。普段はおとなしくしているのですが、脳がストレスを感じると目覚めてしまうのです。

それでは、ＣＴＲＡ遺伝子群を抑制する方法はないのでしょうか？

ここで重要なのは「満足感」です。

カリフォルニア大学ロサンゼルス校医学部のスティーブン・コール教授の研究によると、人は満足感を味わうことでＣＴＲＡ遺伝子群の活性化を抑えられることが分かりました。いわば、満足感を味わいながら日々を過ごすことで健康寿命が延びるというわけです。やはり、「日々を楽しく過ごす人は長生き」できるんですね。

しかし、ただ楽しければ（満足すれば）いいのかというと、そうもいかないようです。コール教授によると、たとえ満足感を得てもＣＴＲＡ遺伝子群が活性化する（慢性炎症が進行する）ケースもあるとのことで、例えば、食べたいだけ食べる、遊びたいだけ遊ぶといった一時的な快楽。つまり「欲望のおもむくままに得る満足感」はＣＴＲＡ遺伝子群を抑制してくれないというわけです。

では、逆にＣＴＲＡ遺伝子群をおとなしくさせる満足感・楽しさとは何かといえば、「人の役に立つこと」で得られる喜び、社会貢献から得られる満足感です。

社会貢献という言葉からまず思い浮かぶのは「ボランティア」でしょうか。実際に、ボランティア活動はCTRA遺伝子群を抑えるうえで有効だと考えられます。ボランティアの内容はどういったものでもかまいません、ポイントとなるのは「誰かのために自分は役立っている」という実感を得ることです。

仕事があるのでボランティア活動に時間が費やせないという人は、その仕事が社会の役に立っているという確信があれば大丈夫です。いわゆる「仕事に誇りを持つ」ということで、それが健康寿命を延ばしてくれるのです。

そのほかにも家族との時間を大切にする、何らかの創作活動を楽しむこともCTRA遺伝子群を抑えることにつながります。

家族や友人との時間を慈しむと寿命が延びる

家族との時間を大切にすることは、日々の満足感において大きな割合を占めると言えるでしょう。人との人とのつながりは「家族」が基本ではありますが、家族以外の人たちとのつながりもまた、満足感を生み出します。

カナダの心理学者スーザン・ピンカー氏がイタリアのサルデーニャ島での調査を報告しています。この島には長生きをする人が多く、百寿者の割合はイタリアの6倍、北アメリカの10倍に上ります。また、先進国のすべてにおいて、女性よりも男性のほうが平均寿命は短いのですが、この島だけはその差がありません。同氏は、「その理由は何か？」を探しに行きました。

そうして導かれた答えが「人と人とのつながり」でした。家族や友人など親しい関係の人が周りにいて、困っているときは手を差し伸べてくれる……そんなつながりを持つ長寿者が多かったのです。

健康寿命が延びる理由として、親しい人たちが周りにいるからだけではなく、ピンカー氏は「緩《ゆる》いつながりでも構わない」と述べています。例えば近所の人やお店の人との何気ない会話でもいいんですね。

著書『The Village Effect』のなかで、人とのつながりを持つことは、たばこをやめる・運動習慣を継続することよりも、長生きに直結するとも述べています。

現代では「人とのつながり」というとＳＮＳを思い浮かべる人が多いことでしょう。しかし残念ながらインターネット上のつながりは有効ではないようです。

実際に顔を合わせ、目を見ながら話をするといった「リアルなつながり」こそが重要なのです。「いいね」をたくさんもらうよりも「おはよう」の一言が、日々の満足感に、ひいては健康長寿につながるという事実は、私たち現代人にとって考えさせられます。

人に親切にすると粘膜もイキイキ

CTRA遺伝子群のところで触れたコール教授ですが、次のような研究も行っています。複数の人に協力してもらい、4週間にわたって以下の4つのうちいずれかの行動を続けるように依頼したのです。

1. 普段と変わらない生活
2. 世の中に向けた親切な行動を1日3回取る
3. 他者へ親切な行動を1日3回取る
4. 自分への親切な行動を1日3回取る

そして4週間後、それぞれの人のCTRA遺伝子群を調べてみたところ、最もCTRA遺伝子群の活動が低かった、つまり慢性炎症が抑えられていたのが「3．他者へ親切な行動を1日3回取る」を実行した人たちでした。

日本には「情けは人のためならず」ということわざがあります。「人に親切にすると巡り巡って自分にいいことが起きる」という意味ですが、コール教授の研究結果はまさにこのことわざの意味と重なります。それは転じて人に親切にすれば慢性炎症が抑えられ、健康寿命が延びていくとも考えられます。もちろん粘膜がイキイキとするのは言うまでもありません。

幸せホルモン「オキシトシン」が共感力を高める

人と人とのつながりは「共感力」によって維持されるという側面もあります。他人の苦しみや痛み、悲しみを感じると、何とかしてあげたいと思うのが人としての自然な感情です。他者への親切な行動は共感力に基づいたものともいえます。

その共感力を高めるホルモンに、「オキシトシン」があります。別名は「幸せホルモン」。ほかに「愛情ホルモン」「信頼ホルモン」と呼ばれることもあります。

このホルモンが分泌されると人は幸せになり、共感力が高まり、他者との信頼の絆が深まっていきます。また、近年の研究では抗ストレス作用があることも明らかになっています。

うれしいことがあったとき、周りの人に対しておおらかな気持ちで接することができる、という経験は誰もが持っているはずです。

普段ならストレスに感じるようなことでも気にならない……。気持ちを前向きに、どんなことでも喜びを感じられるようになれば、ストレス耐性が備わるということになります。実際、幸せを感じている人はストレスにも強く、粘膜も潤っているといえます。

オキシトシンはかつて子宮を収縮させて出産をスムーズにしたり、母乳を出やすくしたりするためのホルモンととらえられていました。そのため女性特有のものと思われがちだったのですが、性別年齢に関係なく分泌されることが分かっています。

分泌するためにはスキンシップが効果的で、それ以外には美しい景色を眺めたり、おいしいものを食べたり、お気に入りの音楽を聴いたりといったことが挙げられます。また、感謝や思いやりの気持ちを抱くだけでもオキシトシンは分泌されます。

人に親切にするとオキシトシンが出て、それがまた親切への原動力となる……そんな好循環をつくることができれば人生はどんどん良くなっていくに違いありません。

「生きがい」が死亡リスクを大きく下げる

人と人とのつながりを大切にしながら日々を満足して過ごすというライフスタイルは、言い換えれば「生きがいのある毎日」を過ごしているということになります。

その生きがいと寿命の関係ですが、生きがいを持っている人とそうでない人は死亡リスクに20％の差が出るという研究もあります。もちろん生きがいがあるほうが長生きできる可能性が高くなります。

「生きがいをどう見つければいいのか分からない」という方もいるでしょう。

何に生きがいを見いだすかは一人ひとり違ってきますが、そういう人はまず外出する習慣を身に付けることをお勧めします。

東京都健康長寿医療センターの調査結果では、「日常の生活に問題のない健康な高齢者であっても、社会から孤立していて、さらに閉じこもり傾向にある人は死亡リスクが高い」ことが明らかになっています。社会との関わりが薄く、しかも一日中家の中にいる高齢者は、そうではない高齢者と比べて6年後の死亡率が約2・2倍高かったのです。

閉じこもりになる原因としては、病気などによる身体機能の低下、外出すると転倒してしまうのではないかという不安感、近所付き合いがないことなどがあります。

そうした人にとって外出はハードルが高くなりますが、少しずつでも前向きに取り組んでいきましょう。また、そうなる前に「外出の癖」を付けておくことも大切と言えます。

超高齢社会を迎えた日本では、これから病気を治すための病院だけでなく、人々がつどい、話し合える場所も、健康長寿にとって大切なのかもしれません。

何歳からでも成長はできる

「双子の100歳」としてかつて国民的人気者になったきんさん・ぎんさんを覚えている方も多いでしょう。そのきんさん・ぎんさんに関するエピソードとして、次のようなものがあります。

姉の成田きんさんは人気者になる前は一人では歩けないほど身体が弱っておられたそうです。また、やや認知機能も低下していて、数字が数えられないこともあったそうです。

一方の蟹江ぎんさんは「人間は足から死んでいく」が口癖で、散歩を日課にしていました（余談ですが、ぎんさんが亡くなったあと、動脈を調べてみると炎症は見られず、100歳を超えているとは信じられないほど良好な状態だったそうです。他の臓器にも炎症は見られませんでした）。

毎日元気に歩く妹を見て、姉のきんさんは「自分も元気に歩けるようになりたい」とふくらはぎの筋トレを始めました。その結果、認知機能も回復して、一人で歩けようにもなったそうです。

もしきんさんが一念発起しなければ、私たちはあの愛らしいきんさん・ぎんさんのことを知ることもなかったのかもしれません。このエピソードを聞いて、「人はいくつになってからでも成長できること」「何かを始められること」を改めて感じさせられました。

ほかにも、世界最高齢スイマーとして数々の大会で記録を残している長岡三重子さん。

この人は1914年生まれですが、水泳を始めたのは80歳を過ぎてからとのことです。高齢になっても新しいことにチャレンジできるかどうかは本人の気持ち次第という部分もあります。「まだまだ成長したい」という意欲を失わない限り、人はいつまでも若々しくいられるのです。

肉体的にではなく精神的にも人は成長することが可能です。「老年的超越」という言葉があるのですが、これは「人は老いていくほど幸福感が増す」ということを指しています。世界的に百寿者の研究が進むなかで、多くの研究者がこの老年的超越に気づかされるといいます。というのも、百寿者に「これまでの人生で一番幸せなのはいつでしたか？」と聞くと、ほとんどの方が「今が一番幸せ」と答えるのだそうです。

それはつまり「満足した日々」を送っているということですね。見栄や小さなこだわりはなくなり、周りへの感謝が大きくなり、さらには死さえも恐れなくなる……。まさに精神的な成長といっていいでしょう。

「いくつになっても前に進める」という事実は人生100年時代において、大いなる励ましになります。

自分が自分の主治医という考え方

いくつになっても成長できるなら、日々の心掛けがその成長の支えになります。

東洋医学に「自身自医」という言葉があります。自分にとっての医師は自分自身という意味です。「自分のことを一番よく知っていて、治せるのは自分だ」ということを普段から心掛けてほしいということです。

特に、日本には世界でもまれに見る「国民皆保険」という素晴らしい医療制度があります。誰でもが、どこの病院にでも簡単にアクセスでき、さらにはかかる費用も（多少負担の割合は個々で異なりますが）ほぼ均一で安価です。

この制度が日本の平均寿命の延伸に大きく貢献してきたことは間違いありません。

一方で、すぐに病院を受診でき、薬を処方してもらえることから、病気にならないように予防する、という考え方がおきざりにされ、薬に頼る国民性ができてしまってもいます。

症状をすぐに薬で抑える、止めてしまうと、炎症の慢性化にもつながります。改めて「自身自医」の言葉の意味を考え直してみましょう。

おわりに

粘膜ケアで100年時代を楽しく過ごす

最後までお読みいただき、ありがとうございます。

本書でも強調してきましたが、粘膜は人間の免疫システムにおいてとても重要な役割を果たしています。それでいながら、これまであまり、その重要性が顧みられることがなかった存在でした。「スキンケア」という言葉は日常にあふれていますが「粘膜ケア」という言葉は、あまり見たり聞いたりしません。

日々、私たちの健康のためにがんばってくれている粘膜をもっと気にかけてあげてほしい、「粘膜こそ最大の臓器である」……そんな思いが、本書を執筆するきっかけになりました。

さらに、「百寿者の共通点は慢性炎症が少ない」という事実が医学的も明らかになり、慢性炎症を抱える患者さんを、毎日のように診察する耳鼻科医の立場から、その大切さをお伝えしたいと思いました。本文で紹介した百寿者研究のさまざまな成果も大いに参考にしていただきたいと思います。

炎症は身体のどの部位にも起きるものですが、免疫の最前線にあるからこそ、慢性炎症を起こしやすい粘膜の状態を改善してあげる、いい状態に保つことができたら、身体全体にとって、ひいては健康寿命を延ばすことにつながることは間違いありません。

自身の粘膜をいたわってあげることで、あなたの人生１００年時代はますます楽しいものになるでしょう。

皆さんの健やかな日々に、本書が少しでもお役に立てれば幸いです。

２０１９年12月吉日

きたにし耳鼻咽喉科　院長　北西　剛

参考文献

『もむだけで血管は若返る　切れない・詰まらない血管マッサージ健康法』井上正康（PHP研究所）
『欧米人とはこんなに違った　日本人の「体質」　科学的事実が教える正しいがん・生活習慣病予防』奥田昌子（講談社）
『ゴースト血管をつくらない33のメソッド』高倉伸幸（毎日新聞出版）
『百寿者の健康の秘密がわかった　人生１００年の習慣』ＮＨＫスペシャル取材班（講談社）
『ガン、動脈硬化、糖尿病、老化の根本原因「慢性炎症」を抑えなさい』熊沢義雄（青春出版社）
『れんこんパワーで病気をはじき出す！　粘膜力でぜんぶよくなる』和合治久（ワニブックス）
『「粘膜パワー」で若返る超健康になる』金城実（プレジデント社）
『自律神経を整えてストレスをなくす　オキシトシン健康法』高橋徳（アスコム）
『免疫と「病」の科学　万病のもと「慢性炎症」とは何か』宮坂昌之・定岡恵（講談社）
『幸福寿命　ホルモンと腸内細菌が導く１００年人生』伊藤裕（朝日新聞出版）
『臓器は若返る　メタボリックドミノの真実』伊藤裕（朝日新聞出版）

『臓器の時間　進み方が寿命を決める』伊藤裕（祥伝社）
『証拠にもとづく長寿法　人はどうしたら長生きできるか』折茂肇・伊藤純（恒星出版）
『ボケない100歳　2309人がやっていること』白澤卓二（アスコム）
『老いに克つ　百寿の生き方』白澤卓二（ベストセラーズ）
『知られざる後鼻漏　鼻から始まるその不快感の正体とは』呉孟達（幻冬舎メディアコンサルティング）
『胃腸づくり50の心得　悩める現代人へ、専門医が贈る正しい胃腸の知識と守り方』本郷仁志（幻冬舎メディアコンサルティング）
『難聴・耳鳴り・めまい――「治る」には理由（わけ）がある』北西剛（ルネッサンス・アイ）
『耳鼻咽喉科医だからわかる意外な病気、治せる病気』北西剛（現代書林）
『もうくり返さない！　副鼻腔炎・アレルギー性鼻炎を一気に治す！』北西剛・監修（宝島社）
『鼻・のどの病気は免疫ビタミンでよくなっていく』犬山康子、北西剛ほか・監修（平原社）
『免疫と「病」の科学　万病のもと「慢性炎症」とは何か』宮坂昌之・定岡恵（講談社）
『「うつ」は炎症で起きる』エドワード・ブルモア（草思社）
『ハバード&パリ大学　根来教授の特別授業「毛細血管」は増やすが勝ち！』根来秀行（集英社）

北西 剛（きたにし つよし）

医学博士 きたにし耳鼻咽喉科 院長

1966年大阪府守口市出身。滋賀医科大学卒業。病院勤務を経て2005年に大阪府守口市にて「きたにし耳鼻咽喉科」を開業。「どこの病院でも治らない」「いつまでも治らない」症状の患者に対して幅広い治療の選択肢を提供。全国から問い合わせが来るほど信頼されている。「患者さんが、自分の家族だったら」という思いで診療に臨む。主な著書は『耳鼻咽喉科医だからわかる意外な病気、治せる病気』（現代書林）、『難聴・耳鳴り・めまい――「治る」には理由（わけ）がある』（ルネッサンス・アイ）、共同監修書に『鼻・喉の病気は免疫ビタミンでよくなっていく』（平原社）など。

専門である耳鼻科領域の日本耳鼻咽喉科学会専門医、日本気管食道科学会専門医に加えて、日本アーユルヴェーダ学会理事長や日本東方医学会理事、日本胎盤臨床医学会理事、日本統合医療学会認定医、日本ホメオパシー医学会認定医など、伝統医学、統合医療の分野でも多くの資格・役職を持つ（2019年現在）。

「うるうる粘膜」で寿命が延びる！

二〇一九年一二月一二日 第一刷発行

著 者 北西 剛

発行人 久保田貴幸

発行元 株式会社 幻冬舎メディアコンサルティング
〒一五一-〇〇五一 東京都渋谷区千駄ヶ谷四-九-七
電話 〇三-五四一一-六四四〇（編集）

発売元 株式会社 幻冬舎
〒一五一-〇〇五一 東京都渋谷区千駄ヶ谷四-九-七
電話 〇三-五四一一-六二二二（営業）

印刷・製本 シナノ書籍印刷株式会社

装 丁 田口実希

検印廃止

Printed in Japan ISBN978-4-344-92595-3 C0095

幻冬舎メディアコンサルティングHP http://www.gentosha-mc.com/